Biohacking Praxis-Handbuch

Wie Sie durch Selbstoptimierung Ihre eigenen Grenzen
sprengen, leistungsfähiger werden und sich
zum Menschen 2.0 entwickeln

Von
Raphael Bergmann

Ausgabe 1, 2019

Rechtlicher Hinweis:
Die in diesem Ratgeber enthaltenen Informationen können die Beratung durch einen Arzt nicht ersetzen - sie sind keine medizinischen Anweisungen. Die Informationen dienen der Vermittlung von Wissen und können die individuelle Betreuung bei einem Sprechstundenbesuch nicht ersetzen. Die Umsetzung der hier gegebenen Empfehlungen sollte deshalb immer mit einem qualifizierten Therapeuten abgesprochen werden. Das Befolgen der Empfehlungen erfolgt auf eigene Gefahr und auf eigene Verantwortung.

Inhaltsverzeichnis

Vorwort	6
Einführung	7
Kapitel 1: Was ist Biohacking überhaupt?	9
Rot Licht Therapie	10
Osteostrong	11
Fasten	12
Unterschiede zwischen KörperHacking und Biohacking	14
Kapitel 2: Die Ziele des Biohackings	17
Biohacking und der „Flow" - Zustand	17
Wie man sich in den „Flow" - Zustand hacken kann	18
Bodyhacking	19
Seine Ernährung hacken	22
Seinen Verstand hacken	23
Wie man einen Geist-Hacker entdeckt?	24
Biohacking-Optionen, um Ergebnisse schnell zu erhalten	25
Wer kann am meisten von Biohacking profitieren?	32
Fett Biohacks	33
Bluttest-Implantat	33
Farben hören	33
AugeBorg	34
Der Nordsinn	35
Biomagneten	35

Circadia Implantat   *36*

Biolumineszenz   *36*

Kapitel 3: Biohack-Optionen für Ihren Körper   37

Eliminationsdiäten ausprobieren   *37*

Zucker aus der Ernährung streichen   *38*

Zeit zur Nahrungsaufnahme verbessern   *38*

Sich mehr Schlaf gönnen   *39*

Essen Sie Fett - viel Fett!   *40*

Entspannen durch Meditation   *41*

Keine Schuhe tragen   *41*

Aufstehen und sich bewegen   *42*

Körperveränderungen durch „Grinder"   *43*

Der aktuelle Stand des Biohackings   *45*

Einige BodyHacks, die wirklich nützlich sind   *45*

Kapitel 4: Biohack-Optionen von Lebensmitteln für eine gesündere Ernährung   50

Biohack-Nahrung   *51*

Kapitel 5: Mind-Hacking Prinzipien   61

Biohacking-Produkte, um den Verstand zu hacken   *65*

Unser Gehirn optimieren   *71*

Wir können unsere Gehirne mit intelligenten „Drogen" (Nootropika) und Ergänzungen verbessern   *72*

Kapitel 5: Wie Technologie die menschlichen Fähigkeiten verbessert hat und wie die Zukunft aussehen wird   73

Biohacking: Technologie Und Die Nächste Phase Der Menschlichen Entwicklung   *76*

Quantifiziertes Selbst	*77*
Biohacking und quantifiziertes Selbst	*78*
Biohacking-Fakten, die Sie kennen sollten	*78*
Vor- und Nachteile von Biohacking	*80*
Welche Biohacks lassen sich in der Zukunft sonst noch erwarten?	*83*
Abschließende Worte	**92**
Weitere Bücher von Raphael Bergmann	*93*

Vorwort

Kennen Sie den Film *"Ohne Limit"* mit Bradley Cooper in der Hauptrolle?

Mit Sicherheit tun Sie das. Ist die Idee hinter dem Film nicht einfach nur faszinierend? Der Hauptcharakter schluckt diese unscheinbare durchsichtige Pille namens „NZT", welche ihm übermenschliche geistige Fähigkeiten verleiht. Sie ermöglicht ihm Kommunikativer zu werden, sein Buch endlich zu ende zu schreiben und ein wohlhabender und mächtiger Geschäftsmann zu werden. Das ganze beinahe schon über Nacht. Ist das nicht der totale Wahnsinn? Ach ja, wie schön es doch wäre, gebe es solch eine Pille auch in der Realität. Nachdem ich den zum ersten mal Film gesehen hatte, wollte ich herausfinden , ob etwas in der Art möglich ist.

Und tatsächlich! Was ist wenn ich Ihnen sagen würde, dass es etwas ähnliches bereits existiert und schon seit Jahren in der Praxis angewandt wird? Ja, Sie haben richtig gelesen. Die die Idee hinter dem Film, sich als Mensch selbst zu optimieren, spiegelt sich auch in etwas namens „Biohacking" wieder. In diesem Bereich arbeiten Sie als Person stets daran sich weiter zu entwickeln. Dabei handelt es sich nicht um Persönlichkeitsentwicklung. Sondern eher um eine Erweiterung Ihrer Fähigkeiten und das Sprengen von Grenzen, welche Ihnen die Natur aufgezwungen hat. Beim Biohacking wird Biologie mit Hacking kombiniert. Es ist eine Möglichkeit für Einzelpersonen, ihre Körper effektiv zu "hacken", um bestimmte Ziele zu erreichen. Sogar Ziele die ohne eine Selbstoptimierung garnicht möglich gewesen wären.

Machen Sie nun bereit Ihre Realität zu hacken. Nach dem lesesn dieses Buches werden Sie, wie viele andere Menschen auch, Ihre Grenzen sprengen und zum Mensch 2.0 werden!

- Raphael Bergmann

Einführung

Hacking ist ein Begriff der heute mit Technologie assoziiert wird. Er erhielt seine heutige Bedeutung in den 1950er Jahren, als MIT-Studenten das Arbeiten an Technologie als "Hacking" bezeichneten. Heute ist das Bild eines Hackers oft das eines Computerprogrammierers, der Systeme anzapft und unberechtigz auf Informationen zugreift - was zuweilen ilegal ist. Aber in Wirklichkeit ist ein Hacker nur jemand, der sich ein System anschaut, es auseinander nimmt, die einzelnen Komponente verstehen lernt und im Anschluss die Einzelteile wieder in einer (vielleicht sogar verbesserten) Form zusammenfügt.

Wenn es um Biohacking geht, eine neuere Entwicklung in der Wissenschaft, beinhaltet es die Kombination von Hacking mit Biologie. In der heutigen Welt fällt Biohacking in einige verschiedene Kategorien:

1) Grinder (dt. Schleifer), weclhe die Technologie in ihren Körper implantieren.
2) Gesundheitshacker, die eine Kombination aus Diät und Sport verwenden, um ihren Körper zu verbessern.
3) DIY-Biologen, die in der Genetik arbeiten und an der Kombination der genetischen Codes verschiedener Arten arbeiten.
4) Forscher und Teilnehmer an **Nootropika**, einem Bereich, der sich der Verbesserung der kognitiven Funktionen widmet, der so neu ist, dass ein Begriff wie "Nootropiker" noch nicht akzeptiert wurde.

Manchmal kann ein Biohhack so einfach sein wie die regelmäßige Einnahme einer nootropischen Nahrungsergänzung - wodurch Sie Ihre kognitiven Fähigkeiten steigern. Andere fortschrittlichere Methoden des Biohackings umfassen die Installation einer Do-it-yourself-Körperverbesserung. In einigen Fällen bezieht sich Biohacking auf Wissenschaftler, die eine genetische Sequenzierung durchführen, um Gene mit den positivsten Eigenschaften zu identifizieren.

Ein Biohacker ist also jemand, der die vollständige Kontrolle über seine eigene Biologie erlangen möchte. In diesem Biohacking-Guide erfahren Sie alles, was Sie über die spannende Welt des Biohackings wissen müssen.

Kapitel 1: Was ist Biohacking überhaupt?

Biohacking ist die Praxis der Optimierung Ihrer eigenen Biologie mit medizinischen, ernährungswissenschaftlichen, physikalischen oder elektronischen Techniken. Es kann so einfach sein wie ein Lebensstil- oder eine Ernährungsumstellung durchzuführen um die Funktionsweise Ihres Körpers zu verbessern. Es kann so alltäglich sein wie tragbare Technologie, die Ihnen hilft, physiologische Daten zu überwachen und zu regulieren. Die Möglichkeiten sind endlos, aber sie alle sind in der Idee verwurzelt, dass wir unseren Körper und unser Gehirn verändern können und dass wir letztendlich klüger, schneller und besser werden können. Einige der beliebtesten Methoden des Biohacking umfassen:

- Nootropika nehmen, um Fokus, Gedächtnis und Intelligenz zu verbessern
- Verwendung eines kybernetischen Geräts zur Aufzeichnung biometrischer Daten (ein Fitbit ist zum Beispiel eine grundlegende Form des Biohackings)
- Installieren von Do-it-yourself-Körperverbesserungen, wie magnetische Implantate
- Durchführung fortgeschrittener Gensequenzierungsforschung in Laboren oder zu Hause

Letztendlich ist Biohacking ein systembasierter Ansatz zur Verwaltung Ihres Körpers. Es basiert weitgehend auf dem Konzept, dass das, was wir in unseren Körper tun, einen großen Einfluss darauf hat, wie wir uns fühlen. Wenn wir bessere "Outputs" aus unseren Systemen wollen (wie reduzierte Krankheiten, besserem Gedächtnis, besserer Konzentration und überlegenen athletischen Leistungen), dann müssen wir unsere Inputs verbessern.

Also, wo fangen Sie am besten an? Sie können problemlos mit Wearables wie dem FitBit oder der Apple Watch beginnen. Oder Sie könnten anfangen, mit der Kraft der Musik in Ihrem Alltag herumzuexperimentieren und mehr Nahrungsmittel aufzunehmen, die Entzündungen reduzieren. Wenn Sie jedoch für etwas Neues und etwas anderes bereit sind, sollten Sie eine der der folgenden nicht-invasiven Biohacking-Methoden in Betracht ziehen:

Rot Licht Therapie

Unsere Körper und Gehirne brauchen Licht um optimal zu funktionieren. Die Sonne gibt uns nicht nur eine wichtige Dosis Vitamin D, sie hilft uns auch auf andere physiologische und emotionale Weise. Aber schauen wir näher hin - speziell bei den Lichtwellenlängen zwischen 600 und 900 Nanometer (nm). Wie wirkt sich diese Reihe von Lichtwellen auf unseren Körper aus?

Studien haben gezeigt, dass Ihr Körper besonders gut auf rote und nahinfrarote Wellenlängen reagiert, die von 600 bis 900 nm reichen. Dieser spezielle Bereich von Lichtwellen wird von der Haut in einer Tiefe von etwa 8 bis 10 Millimetern absorbiert, an welchem Punkt Ihre Mitochondrien-Chromokügelchen die Photonen absorbieren. Dies wiederum aktiviert eine Reihe von Nervensystemen und Stoffwechselvorgängen.

Es ist eine zunehmend beliebte Form der Technologie geworden, die verwendet wird, um eine Anzahl von Zuständen zu behandeln, die eine Stimulation der Heilung, Linderung von Schmerz und Entzündung und Wiederherstellung der Funktion erfordern. Und weil es nicht-invasiv und nicht-chemisch ist, ist es nicht so einschüchternd wie andere Formen des Biohackens.

Osteostrong

Wir reden viel über Herzgesundheit. Schließlich ist Herzkrankheit der größte Mörder von Frauen auf der ganzen Welt. Und Sie können großartige Maßnahmen ergreifen, um sich so gut wie möglich zu schützen. Die Leute reden auch viel über die Gesundheit der Haut - Slathering auf Sonnencreme als Teil unserer täglichen Routine und Ergänzung unserer Ernährung mit Kollagen-steigernden Lebensmitteln.

Gewichtsverlust, Entzündungen, Gedächtnis, GI-Gesundheit - all dies steht bei uns im Vordergrund. Aber wie oft denken Sie über Ihre Knochengesundheit?

Die Sache mit der Knochengesundheit ist, dass sie ein schleichender Prozess ist- was die verschlechterung angeht. Ungefähr bis zum Alter von 30 Jahren bauen Männer und Frauen mehr Knochen an als sie verlieren. So stärken wir ständig unsere Knochen und arbeiten an der Knochendichte. Aber ab Mitte 30, ändern sich die Dinge. Wenn Sie bereits darüber sind haben Sie vielleicht diese Verschiebung bereits gespürt. An diesem Punkt verlieren Frauen jedes Jahr etwa 2% der Knochendichte, und das dauert noch einige Jahre nach der Menopause. Dies führt zu einer hohen Wahrscheinlichkeit, an Osteoporose zu erkranken.

Bei Männern hingegen verliert die Knochendichte bei einer viel langsameren Verbrennung. Aber sie verlieren bis zum Alter von etwa 65 Jahren weiter Knochenmasse. Obwohl sie über einen längeren Zeitraum eine ausreichende Knochenmasse haben, sind sie umso anfälliger für die Entwicklung von Osteoporose, je älter sie werden.

Was Sie dageen tun können? Erwägen Sie OsteoStrong - eine nicht-pharmazeutische Methode zur Verbesserung der Knochendichte, -stärke und -balance.

Die Firma hinter OsteoStrong behauptet, dass dieses System das Training nicht ersetzen, sondern ergänzen soll. Ihr System soll die Knochen- und Muskelkraft auf eine Art und Weise steigern, die Sie in einem Fitnessstudio nicht erreichen können, aber es wird Ihnen sofort zeigen, wie Sie beim Training trainieren. Es ist für jeden und jedes Alter gedacht. Und es dauert nur etwa 7 Minuten pro Woche. Kunden haben ein Steigerungen von 4 bis 12% der Knochendichte pro Jahr festgestellt.

Fasten

Die richtigen Arten von Fett essen. Das Weglassen von Zucker. Die Leute reden viel darüber, was für ihren Stoffwechsel am besten ist. Aber es ist nicht nur was wir essen, es ist wann wir essen. Deshalb hilft intermittierendes Fasten nicht nur, Fett zu verlieren, sondern auch Muskeln und Energie zu gewinnen.

Wenn Sie nur bei der Idee des "Fastens" zurückschrecken, hören wir Sie. Sie haben sich wahrscheinlich den Begriff des verlängerten Fastens ausgedacht - nicht 48 bis 72 Stunden zu essen - was nicht gerade praktisch ist. Aber intermittierendes Fasten bietet ein glückliches Dazwischen. In der Tat ist es eher ein Essverhalten, dem Sie den ganzen Tag folgen und dennoch viele der Vorteile eines echten Fastens ernten.

Um zu verstehen, warum intermittierendes Fasten funktioniert, müssen Sie unterscheiden, ob Ihr Körper in einem "gefütterten Zustand" und in einem "nüchternen Zustand" ist. Wenn Ihr Körper in einem gefütterten Zustand ist, verdauen und absorbieren Sie Nahrung. Im Allgemeinen sind Sie nach dem Essen etwa 3 bis 5 Stunden in einem gefütterten Zustand. Während dieser Phase sind Ihre Insulinspiegel hoch und die Energie Ihres Körpers konzentriert sich auf die Verdauung.

Wenn Ihr Körper ruhen darf - während des nüchternen Zustands - erfahren Sie eine Reihe von Vorteilen. Erstens, wenn Sie fasten, erhöhen Sie Ihre Wachstumshormonspiegel um das Fünffache, was Ihren Stoffwechsel ankurbelt.

Fasten kann auch Ihre Insulinresistenz reduzieren, was Ihren Blutzucker senkt und gespeichertes Körperfett für die Verbrennung zugänglicher macht. Einige Studien haben gezeigt, dass intermittierendes Fasten das LDL-Cholesterin (das "schlechte" Cholesterin) reduzieren kann, das ein bekannter Risikofaktor für Herzerkrankungen ist.

Fasten kann auch eine Anzahl anderer signifikanter Vorteile bereitstellen, einschließlich verbesserter kognitiver Funktionen, Krebsvorbeugung, erhöhter zellulärer Autophagie (zelluläre Abfallentfernung) und niedrigerer Entzündungslevel.

Während es viele Versionen von intermittierendem Fasten gibt, ist die "16/8" -Methode (auch als Leangains-Protokoll bekannt) am benutzerfreundlichsten. Diese Methode dreht sich um eine einfache Struktur, in der Sie Ihre tägliche Essenszeit auf 8 Stunden beschränken. Zum Beispiel, jeden Tag isst du von 13 bis 21 Uhr, und schnell für die anderen 16 Stunden.

Klingt das immer noch einschüchternd? Beginnen Sie mit einer 14-stündigen Fastenzeit für eine Woche. Das heißt, Sie können von 10 bis 20 Uhr essen, dann schnell die nächsten 14 Stunden. Dann, wenn es Ihnen wieder angenehm wird, werden Sie für eine Woche auf 11 bis 20 Uhr reduziert, bis Sie eine Fastenzeit von 16 Stunden erreichen.

Unterschiede zwischen KörperHacking und Biohacking

Viele benutzen die Begriffe Biohacking und KörperHacking synonym, aber das ist nicht ganz richtig ... Es gibt viele Themen, die man als Bodyhacking bezeichnen könnte, die überhaupt nichts mit Biologie zu tun haben, und umgekehrt können viele Themen, die sehr eindeutig Biohacking sind, nichts damit zu tun haben ein existierender menschlicher oder anderer Organismus "Körper".

KörperHacking; Die meisten Definitionen drehen sich darum, den menschlichen Körper so zu manipulieren, dass ein System - so wie ein traditioneller Hacker ein Computer - das System so steuern würde, dass es ursprünglich nicht beabsichtigt war. Aus dieser Perspektive wird sofort deutlich, dass dies viele Beschäftigungen umfasst, die nichts mit der eigentlichen Biologie des Körpers zu tun haben. Wahrscheinlich die bemerkenswertesten von diesen sind tragbare Technologien. Sicher, während viele Wearables Funktionen wie die Überwachung von biologischen oder Gesundheitsdaten ausführen können, tun viele dies nicht. Es gibt Wearables, die Augmented-Reality-Heads-up-Displays für Ihre Vision bereitstellen, die ein motivierendes Tempo für Ihren Arbeitstag und unzählige andere Funktionen bieten.

Keiner von diesen greift invasiv oder sogar passiv mit der Biologie des Körpers selbst zusammen und kann daher nicht als Biohacking betrachtet werden.

Weitere Argumente könnten für viele andere KörperHacking - Beispiele angeführt werden, wie zum Beispiel:

- Datentracking von abstrakteren nicht-biologischen Daten, wie z. B. Ihr Gemütszustand, Ihre Emotionen, Ihre Stimmung oder Ihr Verhalten.
- Meditation, Entspannung und kognitives Training. Hier manipuliert der Bodyhacker die Funktionalität von Geist und Körper durch mentales Training oder Gedankentraining, wobei er nicht direkt die Biologie des Gehirns oder des Körpers selbst manipuliert, wie dies bei nootropischen oder gesundheitlichen Ergänzungen der Fall ist.
- Einige grundlegende Prothetik, die nur Anhänge sind und nicht mit der Biologie des Körpers interagieren wie einige fortgeschrittene Prothesen mit dem Nervensystem tun.
- Persönliche Mobilitätsgeräte wie Segways und Wheelboards, die im Wesentlichen die Beine eines Menschen mit Rädern ergänzen, ohne eine biologische Schnittstelle zu verwenden.

Von oben sieht man, dass es viele Stellen gibt, an denen sich Bodyhacking nicht mit Biohacking überschneidet, und die hier vorgestellte Liste ist bei weitem nicht umfassend.

Biohacking; Das Biohacking, das im Wesentlichen als Hacking im Bereich der Biologie definiert wird, umfasst offensichtlich viele körperbetonte Bestrebungen, die die Biologie des Körpers betreffen. Biohacking umfasst jedoch auch viele wissenschaftliche Bemühungen, die entweder keinen Körper betreffen oder keinen existierenden Organismus anvisieren, sondern einen brandneuen Organismus schaffen.

Nehmen Sie zum Beispiel die vielen verschiedenen Formen der Gentechnik. Während Gentechniktechniken sicherlich verwendet werden können, um Modifikationen in einen existierenden Wirtsorganismus einzuführen, befasst sich diese wissenschaftliche Disziplin im Großen und Ganzen mit der Entwicklung neuer oder neuer Organismen, manchmal bis zu dem Ausmaß, in dem mehrere Generationen kontrollierter Evolution oder Mutation davon gehandhabt werden ein bestehender Organismus.

Beispiele für Gentechnik, die nicht auf einen bestehenden "Körper" abzielen oder ihn betreffen, sind:

- Die bakterielle Modifikation, eines der absolut frühesten Beispiele für Biohacking, ist die Modifikation oder Herstellung von neuartigen Mikroben zur Verwendung in industriellen Prozessen. Diese neuen oder modifizierten Mikroben führen Funktionen aus, wie z. B. das Konsumieren oder Herstellen einer Chemikalie, die Menschen wie Treibstoff oder Pharmazeutika wünschen.
- Mitochondriale Manipulation, eine assistierte Reproduktions-In-vitro-Fertilisation (IVF) -Therapie, die die Erzeugung eines neuen Baby-Menschen aus dem genetischen Material von mehr als zwei Elternteilen ermöglicht
- Gentechnisch veränderte Nutzpflanzen oder "Superfoods" werden entwickelt, um Trockenheit zu überleben, mehr Nährstoffe zu produzieren und Schädlingen ohne den Einsatz von Pestiziden zu widerstehen. Eine solche verstärkte Landwirtschaft wird gewöhnlich als der breitere Begriff "genetisch veränderter Organismus" oder GVO bezeichnet.

Kapitel 2: Die Ziele des Biohackings

Biohacking ist der Prozess, Änderungen an Ihrem Lebensstil vorzunehmen, um die Biologie Ihres Körpers zu "hacken" und sich bestmöglich zu fühlen. Du kennst das Sprichwort: "Du bist, was du isst"? Das gilt in einem weiteren Sinne auch für den Menschen: Alles, was wir in unseren Körper tun - unsere Nahrung, unsere Gedanken, unsere körperliche Bewegung - beeinflussen unser Verhalten. Indem du dich selbst biohackst, kannst du deinen Körper tatsächlich so transformieren, dass du dich energiegeladener fühlst, produktiver bist und insgesamt die bestmögliche Version von dir selbst empfindest.

Es bedeutet nicht, ein verrückter Wissenschaftler zu sein und verrückte Experimente mit deinem Körper zu machen. Stattdessen müssen Sie verschiedene Hacks verwenden, um zu sehen, was für Sie am besten funktioniert.

Biohacking und der „Flow" - Zustand

In der positiven Psychologie wird Flow als der mentale Zustand der Operation definiert, in dem eine Person, die eine Aktivität ausführt, vollständig in ein Gefühl von energetischem Fokus, voller Beteiligung und Freude am Prozess der Aktivität eingetaucht ist. Im Wesentlichen ist die Strömung durch vollständige Absorption in dem, was man tut, gekennzeichnet. Ein Flow-Status kann eingegeben werden, während irgendeine Aktivität ausgeführt wird, obwohl es am wahrscheinlichsten auftritt, wenn man ausnahmslos eine Aufgabe oder Aktivität aus intrinsischen Gründen durchführt.

Wie man sich in den „Flow" - Zustand hacken kann

Nehmen Sie mehr soziale Risiken an und fordern Sie Ihre Komfort-Zone heraus

Indem Sie das tun, was Ihnen Angst macht, wie zum Beispiel auf die Bühne gehen oder ein neues Arbeitsprojekt aufnehmen, bei dem Sie schlucken, wird Ihr Gehirn gezwungen sein, sich anzupassen, während Ihr Körper mit Adrenalin und Cortisol reagiert. Indem Sie sich an Ihre Kante lehnen und zu gesunden Herausforderungen drängen, wird der Strömungszustand wieder aktiviert.

Erhöhen Sie Neuheit und Komplexität in Ihrer Arbeit

Einige Leute färben mit Buntstiften innerhalb der Linien und manche nicht. Ganz gleich, ob Sie tippen, Vorträge halten oder eine Präsentation zusammenstellen, der Geist in einen Flow-Zustand versetzt wird, ist nicht überall gleich. Um den Arbeitsfluss während der Arbeit zu verstärken, ändern Sie Ihren Pausenplan, verwenden Sie einen Stehpult, und mischen Sie sogar Ihre Besprechungen so zusammen, dass sie eine Aufgabenreihenfolge widerspiegeln, die Sie aufregender macht.

Fordern Sie sich körperlich heraus

In den meisten Fällen hat sich gezeigt, dass 3-5-mal pro Woche die Überwindung von Depressionen wirksamer ist als bei Arzneimitteln. Durch Verhaltensmodifikationsgeräte, die Sie nicht nur daran erinnern, aufzustehen und zu schwitzen, sondern auch eine soziale Komponente einzubinden, um Sie am Funken zu halten, können Sie in einen Flow-Zustand versetzt werden, so einfach wie ein schneller Lauf.

Finden Sie Ihren Fluss mit quantifiziertem Selbst
Unter Verwendung von digitalen Gesundheitsgeräten, integrierten Lebenspraktiken und der Implementierung von sich selbst verstärkenden positiven Rückkopplungsschleifen, sind die Enthusiasten des Strömungszustandes. Durch das Messen und Erforschen der wichtigsten biologischen "Selbstsignale", die im Wesentlichen ihre Gedanken zerhacken, entwickeln einige Experten jetzt prägnante Methoden, um erhöhte Alpha-Gehirnwellen in der Monotonie des Antwortlebens zu treiben; Einen effektiveren mentalen Zustand erreichen und die Freiheit erweitern, in den von Ihnen gewählten Bemühungen expressiver zu sein.

Bodyhacking

Wenn es um Gesundheit geht, gibt es keine Einheitsgröße für alle Regeln. Jedes Individuum ist anders und unsere Bedürfnisse sind sehr unterschiedlich. Deshalb gehen wir Gesundheit und Wohlbefinden anders an. Body-Hacking ist ähnlich, es hat keine spezifische Definition und kann für verschiedene Menschen etwas anderes bedeuten.

Zum Beispiel kann Körperhacking sich auf eine Praxis beziehen, technologische Geräte in den Körper einer Person zu integrieren, um einen bestimmten Zweck zu erfüllen. Das Ziel dieser Geräte wäre es, einem Benutzer zu helfen, sein oder ihr Leben zu verbessern. Die implantierbare Technologie wurde von Amal Graafstra entwickelt, der mit seinem Körper experimentierte.

Er ist in der Body-Hacking- Gemeinschaft als Person bekannt, die bio-sichere Magnete und den Mikrochip entwickelt hat, der verschlüsselte Informationen und eindeutige ID-Nummern enthält, mit denen man Türen öffnen oder ein Smartphone entsperren kann.

Obwohl einige Leute annehmen würden, dass Body-Hacking nur ein Prozess ist, der Leute in Cyborgs verwandelt, ist das weit von der Wahrheit entfernt. Geräte, die in den Körper einer Person implantiert sind, können gleichzeitig ihre Gesundheit fördern. Alles hängt von den Bedürfnissen und Vorlieben eines Menschen ab.

Körperhacker sind Individuen, die erkennen, dass sich die Technologie in den letzten Jahrzehnten enorm weiterentwickelt hat und bis zu dem Punkt, wo sie unsere Gesundheit verbessern und nicht nur Probleme beheben kann. Wenn Sie darüber nachdenken, macht es durchaus Sinn. Wir neigen dazu, Gesundheitsprobleme zu beheben und verschiedene Behandlungen und Therapien zu verwenden, um besser zu werden, aber das Wichtigste ist, unsere Gesundheit zu verbessern und zu verhindern, dass sich diese Krankheiten und Krankheiten überhaupt entwickeln.

Body-Hacking muss nicht den Einsatz von kognitiven Verstärkern oder biometrischen Tracking-Geräten beinhalten. Alles, was eine Person tut, um ihren Lebensstil zu verbessern, kann als eine Art Körperhacking angesehen werden.

Vielleicht haben Sie jemanden getroffen, der durch den Prozess der Skarifizierung komplizierte Muster in der Haut erzeugt. Diese Leute sind in der Tat Bodybuilder. Das liegt daran, dass Tattoos, Haarfärbemittel, kosmetische Chirurgie, Bodybuilding, Meditation, Prothesen, medizinische Implantate, sogar tragbare Tech wie Smartwatches alle Arten von Bodyhacking sind. Das liegt daran, dass Bodyhacking ein Sammelbegriff ist, der alles abdeckt, was man derzeit tun kann, um den eigenen Körper zu verändern. Während es viele "weiter unten" -Anwendungen gibt, konzentriert sich Bodyhacking typischerweise auf die gegenwärtigen, realen, konkreten Anwendungen.

Biohacking fällt in dieselben Kreise wie Bodyhacking. Obwohl sich beide deutlich überschneiden, gibt es große Unterschiede. In seiner einfachsten Form ist Biohacking eher ein Do-it-yourself-Ansatz für die Biologie. Zu den Biohackern gehören alle, die von Mühlen arbeiten, um menschliche Sinne und Fähigkeiten in ihren Heimen oder privaten Labors zu erweitern, bis hin zu anderen, die Pflanzen- oder Tiergene verändern, um ein bestimmtes Ergebnis zu erzielen, wie zum Beispiel Farbwechsel oder Bakterien, die Plastikmüll fressen können.
Einiges von dem, was im Bodyhacking enthalten ist:

Tragbare Technologie
Alles, was getragen wird, um Ihre Fähigkeit zu verbessern, Ihre eigenen Daten für persönliches Wachstum zu verfolgen und zu verbessern, Ihr Training zu verbessern, Sie an Ihr Ziel zu führen oder Ihre Fähigkeit zu verbessern, die Welt um Sie herum oder aus anderen Gründen zu spüren. Smartwatches, Hörgeräte, sogar GPS fallen in diese Kategorie.

Ästhetische Körpermodifikation
Ob es temporär wie Haarfärbemittel ist, oder permanent wie bei Kieferorthopäden, Tattoos und Schönheitsoperationen, alles, was getan wird, um das Aussehen des Körpers zu verändern, zählt. Dazu gehören auch funktionelle Körpermodifikationen wie implantierte Magnete oder RFID-Chips. Mit fortschreitender Prothetik und Kybernetik werden sie ein großer Teil dieser Kategorie und des Bodyhackings im Allgemeinen.

Gesundheit, Fitness und Ernährung
Alles, was Sie täglich tun, um Ihre Gesundheit und Ihren Lebensstil zu verbessern, kann als Body-Hacking-Methode betrachtet werden. Es gibt viele Möglichkeiten, den Körper ohne chirurgische Eingriffe zu formen. Von Bodybuildern, die jeden Muskel auffüllen und modellieren, bis hin zu Yogis und Pilates-Trainierenden, die Muskeln strecken und an Flexibilität gewinnen, ist jeder von ihnen ein Bodyhacker.

Gehirntraining und Nootropika
Manchmal kommt es auf das Innere an. Die Verwendung von Wearable-Technologie, Meditation, Vitaminen und Nootropika zur Beeinflussung der Verarbeitungsfähigkeit Ihres Gehirns ist eine sehr einzigartige und oft übersehene Art des Body-Shackings.

Mit all den Gemeinsamkeiten und Überschneidungen zwischen verschiedenen Arten des Bodyhacking ist es leicht zu verstehen, warum es für alle Bodyhacker so wichtig ist, unabhängig von ihrer gewählten Methode miteinander zu interagieren. Alle versuchen sich selbst zu verbessern und verfolgen aktiv das, was sie für ihr eigenes, persönliches, ideales Selbst halten.

Seine Ernährung hacken

Vielleicht wissen Sie bereits, dass die Art und Weise, wie Ihr Essen aussieht und riecht, die Art und Weise beeinflussen kann, wie es schmeckt, aber Sie haben vielleicht nicht erkannt, in welchem Grad Sie, Ihr Hunger und Ihre Geschmacksnerven tatsächlich ausgetrickst werden können.

Essen Hacking könnte auch als Gehirn hacken gesehen werden. Wir können neue Ess-Erlebnisse schaffen, indem wir die Sinne in unseren Gehirnen manipulieren. Um Essen anders schmecken zu lassen, indem man den Menschen anstelle des Essens verändert.

Seinen Verstand hacken

Unsere mentalen Schleifen bestimmen, wer wir sind und was wir schätzen. Aufgrund der Leistungsfähigkeit unserer Loops ist es wichtig, dass wir dazu gebracht werden, positive Schleifen zu erzeugen.

Du bist aufgrund deines Alters bereits gefährdet, dich zu hacken. Der Teil des Gehirns, der für Emotionen, Urteilsvermögen, Entscheidungsfindung, Planung und Impulskontrolle verantwortlich ist - der präfrontale Kortex - ist erst im Alter von etwa 25 Jahren voll ausgereift. Das bedeutet nicht, dass du dumm bist - nur dass du musst Seien Sie schlau um Geist-Hacker. Du bist am ehesten darauf gefasst, dass du in Gedanken versunken bist, wenn du;

- unsicher über Ihre Zukunft
- Gestresst über Ihre Gesundheit oder Aussehen
- Unter Druck, gute Noten oder einen Job zu bekommen
- besorgt über Studiengebühren oder andere Ausgaben
- Sich einsam fühlen oder sich nicht sicher sein, ob sie sich einpassen
- Angst davor, neue Freunde zu finden
- Ihre sexuelle Identität in Frage stellen
- Traurig wegen einer Trennung; eine Scheidung, Krankheit oder Tod in der Familie;
- oder ein anderer Verlust
- Zum ersten Mal von zu Hause weg leben
- Kurz vor dem Abschluss oder gerade abgeschlossen
- Auf der Suche nach einer spirituellen Richtung oder einer neuen Kirche / einem Tempel Mind-Hacker sind am schädlichsten, wenn sie eines dieser Dinge tun:

Wie man einen Geist-Hacker entdeckt?

Genauso wie Computerviren Täuschungsmanöver nutzen, um eine Entdeckung zu vermeiden, so auch Mind-Hacker. Mind-Hacker können wie die nettesten, liebevollsten Menschen erscheinen, die Sie jemals getroffen haben. Sie können:

- Gib vor, dein neuer "bester Freund" oder deine "wahre Liebe" zu sein
- als eine gewöhnliche Familie, begrüßen Sie in ihre
- Maskerade als Club, Selbsthilfegruppe oder Religion
- "Love bomb" Sie-immer wieder schmeicheln Sie und zahlen Sie eine ungewöhnliche Menge an Aufmerksamkeit
- Locken Sie mit Sex oder Geschenken, nachdem Sie Sie nur für kurze Zeit kennen
- Beanspruchen Sie "alle Antworten" auf alles, was Sie beunruhigen könnte
- Bestehen Sie darauf, dass sie die einzigen sind, die Sie wirklich verstehen und führen können. Von dort können sie:
- Oblige Sie, um alle Ihre Aktivitäten um sie herum zu planen
- Beschränken Sie Ihren Zugriff auf Medien und andere objektive Informationsquellen
- Check-in mit Ihnen übermäßig, auch spät in der Nacht oder wenn sie wissen, dass Sie beschäftigt sind und erwarten, dass Sie das gleiche tun

Biohacking-Optionen, um Ergebnisse schnell zu erhalten

Biohacking ist einfacher als wir vielleicht denken. Dieser Abschnitt wird Ihnen helfen, einige der grundlegenden Dinge zu verstehen, die Sie jeden Tag machen können, um Biohacking zu starten. Die Forscher haben diese besten Möglichkeiten zum Starten des Biohackens beschrieben.

1. Verbessere deine Haltung: Richtig, du sitzt wahrscheinlich in einem Computerstuhl und beugst dich mit deiner linken Hand vor. Oder du liegst im Bett und siehst dir einen Smartphone-Bildschirm über deinem Kopf an, oder du drehst deinen Nacken tief, um ein Tablet auf deinem Schoß zu sehen, wenn du fernsiehst.

Der Punkt ist: Die meisten von uns haben eine schlechte Haltung. Und die meisten von uns tun nie etwas dagegen.

Das ist schlecht. Eine schlechte Haltung führt in Zukunft zu chronischen Verletzungen und Schmerzen. Vielleicht fühlst du es heute oder in 10 Jahren nicht mehr, aber wenn du alt bist, wird all diese schlechte Haltung zurückkommen, um dich zu verfolgen.

Glücklicherweise ist das Reparieren Ihrer schlechten Haltung einfach. Hier sind einige Tipps, die die Experten empfehlen.

Stabilisieren Sie Ihre Wirbelsäule beim Stehen oder Sitzen:

- Drücken Sie Ihre Butt Muscles
- Ausatmen und ziehen Sie Ihren Brustkorb herunter
- Engagieren Sie Ihre Abs 20%
- Setzen Sie Ihren Kopf in eine neutrale Position und platzieren Sie Ihre Ohren in Einklang mit Ihren Schultern

Sie können dies im Stehen oder Sitzen tun, obwohl es für lange Zeit in einem Bürostuhl unbequem ist.

Wenn Sie auf der Suche nach einer langfristigen Möglichkeit sind, bequem (und sicher) in einem Bürostuhl zu sitzen, dann sollten Sie entweder im Schneidersitz oder in einer Hintern-zu-Boden-Kniebeuge sitzen. Ja, du wirst sehr albern aussehen, wenn du das in einem Büro voller Leute machst, aber du wirst das letzte Lachen haben, wenn all deine Kollegen alt, grau und verkrüppelt sind von lähmenden Verletzungen.

Andere Biohacking-Tipps zur Körperhaltung umfassen:

- Verbringen Sie jeden Tag zehn Minuten Schaum. Kaufen Sie eine Schaumstoffrolle und schauen Sie online nach Schaumrollenübungen.
- Behalten Sie eine neutrale Wirbelsäulenposition bei, indem Sie der obigen vier Schritte folgen
- Setzen Sie Ihre Körperhaltung jede Stunde zurück, indem Sie die vier Schritte oben befolgen (einen Timer einstellen?)
- Punch Freunde in den Bauch, wenn sie nicht ihre Bauchmuskeln engagieren. Ziemlich bald werden alle deine Freunde eine verhärtete Bauchmuskeln haben, eine bessere Körperhaltung, und werden jedes Mal zurückzuschrecken, wenn du deine Arme erhebst.

2. Verbessere deine Ernährung: Ernährung, wie Haltung, ist ein Bereich, in dem sich die meisten von uns verbessern könnten. Seien wir ehrlich: Es braucht viel Arbeit (und Geld), um jeden Tag die von Ihnen empfohlene Dosis an Obst und Gemüse zu essen. Und Kaffee ist so lecker, wie kannst du nicht jeden Tag 5 Tassen davon trinken?

Biohacking beinhaltet die Kontrolle Ihrer Ernährung in gewissem Maße. Ich sage nicht, dass man auf Alkohol und Kaffee kalt trinken muss. Aber Biohacking-Befürworter empfehlen, zu etwas zu wechseln, das die kugelsichere Diät genannt wird.

Die Bulletproof-Diät wurde nach der gleichen Bulletproof Biohacking-Konferenz benannt und beinhaltet die Reduzierung Ihrer Zufuhr von verarbeiteten Lebensmitteln, die Beseitigung von Zucker und Gluten sowie die Begrenzung des Obstkonsums. Hier sind die wichtigsten Dinge, die man sich über die Ernährung merken sollte:

- Entfernen Sie Zucker, Gluten, synthetische Zusatzstoffe, Farbstoffe und Aromen
- Ersetzen Sie Zucker mit gesunden Fetten, wie Kokosöl oder Gras-gefütterte Butter
- Beseitigen Sie Körner, Getreideöle und pflanzliche Öle
- Eliminieren Sie Hülsenfrüchte, einschließlich Erdnüsse, Bohnen und Linsen
- Beginnen Sie essen Gras gefüttert Fleisch und Wild gefangenen Meeresfrüchte. Pasture Eier, Schweinefleisch, Hühner, Truthähne und Enten sind alle beliebt.
- Wechseln Sie zu Bio-Obst und Gemüse, aber nicht mehr als 1-2 Portionen Obst pro Tag verbrauchen.
- Kochen Sie Lebensmittel vorsichtig (oder besser, überhaupt nicht)

- Versuchen Sie, eine Diät von 50% bis 80% Fett, 5% bis 30% Kohlenhydrate und 10% bis 30% Protein zu erhalten
- "Betrügen" auf Ihrer Diät für einen Tag macht Sie nicht zum Scheitern verurteilt. Stattdessen müssen Diätetiker erkennen, dass, je weniger sie zur Diät haften, desto weniger werden sie von der Diät profitieren.

Natürlich müssen Sie die Bulletproof Diät nicht verwenden. Das ist nur eine von vielen Möglichkeiten, die Ihnen zur Verfügung stehen. Jeder hat eine Meinung darüber, wie man die beste Biohacking-Diät für kognitive und körperliche Leistungsfähigkeit erreicht.

Eines der wichtigsten Dinge, die Sie tun können, um Biohacking Ihrer Diät zu beginnen, ist jedoch, sich selbst auf Nahrungsmittelempfindlichkeiten zu prüfen und dann zu stoppen, diese Nahrungsmittel zu essen. Viele von uns konsumieren regelmäßig Nahrungsmittel, die unser Körper nicht verarbeiten kann, und dies führt zu Stress für unseren Körper. Sie können Lebensmittelempfindlichkeiten mit einem Alcat-Test oder durch Überprüfung Ihrer Herzfrequenz nach dem Essen sicher zu testen.

3. Verwenden Sie Musik für Biohacking: Musik ist einer der mächtigsten Biohacking-Mechanismen, die heutzutage verfügbar sind. Wenn Sie Schwierigkeiten haben, sich auf die Arbeit zu konzentrieren, versuchen Sie, einen Kopfhörer aufzusetzen und instrumentale Rock- oder elektronische Musik zu hören.

Auf einer höheren Ebene können Sie tatsächlich eine ==meditative Trance== mit etwas namens =="Audio Brainwave Entrainment"== eingeben. Schauen Sie sich zum Beispiel Brainwave.fm oder FocusAtWill.com an, um zu sehen, wovon ich rede.

Die Verwendung von Musik für Biohacking beruht auf dem Konzept, dass Musik unsere Gehirnwellen durch einen Prozess verändert, der Frequenzfolge-Antwort genannt wird. Hier ist eine grundlegende Erklärung, wie Gehirnwellen funktionieren:

- Beta (14 bis 30 Hz): Wir sind wach und konzentrieren uns und verbringen den größten Teil des Tages hier.
- Alpha (8 bis 14 Hz): Meditativer Zustand, der Zwielichtzustand zwischen Schlaf und Wachzustand, besserer Erinnerungswert, wach und entspannt.
- Theta (4 bis 8 Hz): Leichtes Träumen und Zugang zum Unterbewusstsein.
- Delta (0,1 bis 4 Hz): tiefer, traumloser Schlaf mit völliger Bewusstlosigkeit, stärkenden Heilkräften.

Unsere Gehirne funktionieren anders, wenn wir Smooth-Jazz-Musik im Vergleich zu Rockmusik hören. Finden Sie Musik, die für Sie arbeitet und Sie in den optimalen Zustand versetzt.

4. Sei eins mit der Natur: Unsere Körper wurden gebaut, um draußen zu sein. Seit Hunderttausenden von Jahren "lagerten" Menschen von Geburt an bis zum Tod. Sie haben sich nie in einem Gebiet niedergelassen und waren von der Natur abhängig, um Nahrung und Unterkunft zu bieten.

Einer der Hauptnutzer von Biohacking ist es, Ihre Verbindung mit der Natur zu verbessern. Nein, das heißt nicht, dass du in einem Stadtpark ein Zelt aufbauen und dein Haus verkaufen solltest. Stattdessen bedeutet es, dass Sie versuchen sollten, in Ihrem täglichen Leben regelmäßig mit der Natur zu interagieren. Der moderne Mensch ist wie der Welpe: Wir haben uns Generationen und Generationen von behaglichem Wohnen in Innenräumen zugewandt. Das ist großartig, um faul zu sein, aber nicht so gut, um geistig und körperlich aktiv zu sein. Wir müssen uns mit der natürlichen Welt "neu beleben", um wichtige Biohacking-Vorteile zu erzielen.

Vitalis skizzierte vier einfache Dinge, die Sie tun können, um besser mit der Natur abgestimmt zu sein:

- Essen Sie wilde Lebensmittel

Jage und sammle deine Lebensmittel. Zupfen Sie Brokkoli, Spargel und Pilze aus dem Boden. Schneiden Sie ein Hühnerbein ab und essen Sie es. Suche, jage und tue, was die alten Völker getan haben, um zu überleben.

- Trinken Sie unverarbeitetes Quellwasser

Wenn Sie nicht in einem kleinen Dorf oder in einem Brunnensystem leben, wird das Wasser, das Sie trinken, stark verarbeitet. Stadt Leitungswasser ist stark verarbeitet, und Wasser in Flaschen ist noch mehr. Mineralien werden entfernt und Chemikalien hinzugefügt. Biohacking-Befürworter empfehlen, eine natürliche Quelle in Ihrer Nähe zu finden und dieses reine Wasser anstelle von Leitungswasser zu trinken.

- Atme frische Luft in der Natur

Wenn du in einer großen Stadt lebst, bringt dich die Luft, die du atmest, langsam um. Autos setzen giftige Chemikalien in die Luft, und all diese Spurenelemente summieren sich über lange Zeiträume. Die Luft in Ihrem Haus kann abgestanden und verschimmelt sein. Um dieses Problem zu beheben, gehen Sie nach draußen. Eine Wanderung machen. Campen gehen. Atmen Sie tief durch und genießen Sie die frische Luft der Natur

- Genießen Sie natürliches Sonnenlicht

Sonnenlicht ist mehr als nur eine schöne Sache: Es ist ein wichtiger Teil der Chemie unseres Körpers. Sonnenlicht reguliert unsere Schlafzyklen und liefert wertvolle Energie. Gehen Sie nach draußen und setzen Sie Ihre Haut den warmen Sonnenstrahlen aus.

5. Ändern Sie Ihre Perspektive: Moderne Menschen haben hohe Erwartungen und geringe Toleranzgrenzen. Wir erwarten viel von uns selbst und unseren Umgebungen, können aber sehr wenig Schmerzen oder Unbehagen ertragen. Hier ist ein gutes Beispiel: Als die Einwanderer vor 200 Jahren in Amerika ankamen, waren sie einfach glücklich hier zu sein, auch wenn sie keinen Pfennig hatten. Wenn dein WLAN zu Hause ausfällt, fängst du an zu weinen (oder zumindest tue ich es).

Sie können dieses Problem mit den folgenden Aktivitäten beheben:

- Nehmen Sie an einem sogenannten „Spartan Race" teil (oder in Deutschland üblicher „Tough Mudder Events")
- Eine kalte Dusche nehmen
- Obdachlos sein (ernsthaft, dies war eine der Empfehlungen)
- Betrachten Sie den Tod, indem Sie Bücher wie die von „Seneca" oder „Marcus Aurelius" lesen
- Unterlassen Sie Ablehnung Therapie, die ein "Social Self-Help-Spiel" ist, wo Ihr Ziel von anderen Menschen abgelehnt werden soll, die letztlich Stress und Vertrauen baut.
- Steigern Sie Ihr Bewusstsein durch Meditation

Zusammen helfen diese Übungen Ihnen, Ihre Perspektive zu ändern und Toleranz aufzubauen. Anstatt über die kleinen Dinge im Leben zu jammern, wirst du Dankbarkeit für Dinge empfinden, die du zuvor für selbstverständlich gehalten hast.

Wer kann am meisten von Biohacking profitieren?

Wenn Sie jemandem sagen, dass er einfache Schritte unternehmen kann, um seinen Körper, Geist und seine allgemeine Fähigkeit zu verbessern, klingt das verlockend. Ich meine, wer will das nicht?

Zu den Menschen, die am meisten von Biohacking profitieren können, gehören:

- Menschen, die sich fühlen, als ob sie im Leben unterentwickelt sind
- Jeder, der Probleme hat, besonders bei schwierigen Aufgaben bei der Arbeit oder in der Schule
- Diejenigen, die sich ungesund fühlen und zu einer positiven Veränderung bereit sind
- Jeder, der ein besserer Mensch werden will

Biohacking ist ein interessantes Konzept und wir sehen erst jetzt sein volles Potenzial. Ja, Unternehmen wie Bulletproof versuchen Millionen von der Industrie zu machen, indem sie unter anderem fortschrittliche Kaffeeprodukte und Diätbücher verkaufen. Aber Sie müssen keines dieser Dinge kaufen.

Ob Sie den "Bulletproof-Lifestyle" beginnen oder nur kleine Veränderungen in Ihrem Leben vornehmen wollen, um ein besseres menschliches Wesen zu werden, Biohacking ist ein kraftvoller Weg, um Ihre Lebensziele zu erreichen.

Möchten Sie das Biohacking zum ersten Mal ausprobieren? Versuchen Sie eine der oben aufgeführten Tipps für 7 Tage hintereinander zu übernehmen. Anstatt "alles raus" zu gehen und zu versuchen, jeden einzelnen zu implementieren, wähle einfach einen aus und arbeite daran.

Fett Biohacks

Viele von uns sind bereits mit einer Reihe von Gadgets ausgestattet, die uns helfen, Wellness-Daten zu sammeln und unser tägliches Leben zu optimieren. Eine Gruppe von Personen, die als "Grinder" (Schleifer) bekannt sind, nehmen diese technologische Integration jedoch noch einen Schritt weiter.

Bluttest-Implantat

Forscher der Eidgenössischen Technischen Hochschule Lausanne (EPFL) haben ein implantierbares Gerät entwickelt, das sie in Zukunft als persönliches Bluttestlabor nutzen möchten. Das Implantat verwendet fünf Sensoren, einen Funksender und ein Basissystem. Jeder Sensor ist mit einem spezifischen Enzym beschichtet, so dass das Gerät Substanzen im Körper (Lactat, Glucose und ATP) überwachen kann. Das Implantat wird über die externe Batterie durch die Haut des Patienten aufgeladen. Nach der Analyse der Blutwerte übermittelt das Implantat diese Daten per Bluetooth an den Patch. Diese Informationen können dann zur weiteren Analyse über ein Mobilfunknetz an einen Arzt gesendet werden. Das Gerät befindet sich noch in der Prototypenphase, obwohl EPFL-Forscher glauben, dass das Gerät in den nächsten Jahren im Handel erhältlich sein wird. Dieser Schritt in Richtung einer personalisierten Medizin zu Hause könnte die Notwendigkeit regelmäßiger Untersuchungen für ältere Patienten und Personen mit chronischen Erkrankungen stark verringern.

Farben hören

Der Künstler Neil Harbisson wurde mit Achromatopsie geboren, was ihn völlig farbenblind machte. Das Experiment der menschlichen Antenne begann als eine Möglichkeit für Harbisson, seine Wahrnehmung von Farbe über diese begrenzte Grauskala hinaus zu erweitern.

Schließlich entwickelten Harbisson und sein Team eine Software, die Farben mithilfe einer einfachen, am Kopf befestigten Kameraerweiterung in Schwingungen umwandeln kann. Anfangs trug Harbisson diese ziemlich sperrige Hardware in einem Rucksack und trug einfach einen Kopfhörer, um die Farben zu hören.

Er ließ diese Antenne schließlich operativ in seinen Hinterhauptsknochen einführen. Die Farben, die er jetzt erfährt, klingen durch die Knochenleitung, da der Hinterhauptsknochen dieses Gefühl um seinen Schädel herum widerspiegelt. Harbisson durfte sogar seine Kopfbedeckung auf seinem Passfoto tragen. Obwohl Harbisson sicherlich die Vorteile dieser einzigartigen sensorischen Erfahrung genossen hat, behauptet er, niemals beabsichtigt zu haben, dies als einen Weg zu benutzen, um seine Achromatopsie zu überwinden.

AugeBorg

Das Eyeborg Project ist eine Idee des Filmemachers Rob Spence. Spence wollte die Möglichkeit haben, eine wörtliche Erfahrung beim Filmen zu sammeln. Er hat dieses Hauptziel erreicht, indem er sich mit dem Augenarzt Phil Bowel zusammengetan hat, der die prothetische Kamera und das Gehäuse der elektronischen Augenmuschel entworfen hat. Dann entwickelte ein Team von Ingenieuren und RF Links, einem Unternehmen, das sich auf drahtloses HF-Design spezialisiert hat, eine Miniaturkamera und einen HF-Sender für das Projekt. Diese massive Zusammenarbeit gab uns schließlich das erste wörtliche POV-Feed der Welt. Als nächstes hofft das Team, eine "Augenkamera" zu schaffen, die eher wie ein echtes Auge aussieht als ein Terminator-ähnliches Modell.

Der Nordsinn

Anders als viele dieser anderen implantierbaren Biohacks ist der North Sense von Cyborg Nest ein "exo-sense" -Modell, was bedeutet, dass die Einheit auf der Oberfläche der Haut implantiert wird. Die Firma schlägt vor, die Einheit spezifisch an der oberen Brust anzubringen. Dort angekommen, hat es einen eher grundlegenden Zweck. Wie der Name schon sagt, vibriert das Gerät sanft, wenn der Träger auf den magnetischen Norden trifft. Könnte diese grundlegende Funktionalität nicht durch einen Kompass oder eine rudimentäre App ersetzt werden? Einfach gesagt, ja. Wie bei dem oben erwähnten Projekt Human Antenna geht es jedoch darum, eine unterschwellige Beziehung zu diesem neuen Stimulus-Input zu entwickeln. Zunächst mag diese sanfte Vibration etwas störend sein, aber sobald Sie sich an die Antwort gewöhnt haben, werden Sie diese Daten fast unbewusst interpretieren. Cyborg Nest entwickelt derzeit ähnliche Technologien für die audiovisuelle und visuelle Wahrnehmung, die es dem Einzelnen ermöglichen, zu jeder Zeit zu interpretieren, was sich hinter ihnen befindet.

Biomagneten

Biomagnets sind einer der beliebtesten Trends im Biohacking. Diese Erweiterung umfasst normalerweise entweder die scheibenförmigen oder voluminöseren zylindrischen Magneten, die dem Menschen alternative Möglichkeiten zur Interaktion und Wahrnehmung seiner Umgebung bieten. Wie uns allen bekannt ist, reagiert ein Magnet, wenn er auf ein Magnetfeld trifft. Einmal unter die Haut eingeführt (idealerweise entlang der Fingerkuppen oder der Handfläche), stimulieren diese leichten Reaktionen die taktilen Nervenenden. Während die kleineren Magnete ideal für taktile Empfindungen sind, sind die größeren Magneten bevorzugt, wenn es darum geht, mit magnetischen Objekten tatsächlich zu heben und zu interagieren.

Sie haben stundenlang Bartrick-Kapazität buchstäblich auf Ihren Fingerspitzen, jedoch müssen Sie vorsichtig sein, Ihre elektronischen Geräte nicht zu stören.

Circadia Implantat

Im Jahr 2013 hatte Tim Cannon, "Cyborg" und Grindhouse Wetware Mitbegründer, eine Circadia 1.0 infamous in seinem Arm ohne professionelle medizinische Hilfe implantiert. Das sperrige Implantat ragt ziemlich deutlich von der Unterseite seines Unterarms hervor. Gegenwärtig ist der Circadia in der Lage, wenig mehr als die Körpertemperatur von Tim zu messen. Cannon hofft jedoch, dass fortgeschrittenere Versionen des Implantats in der Lage sein werden, diese Informationen an intelligente Geräte weiterzugeben, so dass sein Zuhause auf seine Innentemperatur reagieren kann. Bis zu diesem glorreichen Tag empfehlen wir Ihnen, Ihr gewöhnliches Thermometer zu verwenden und Ihren Thermostat wie den Rest von uns Normalsterblichen einzustellen.

Biolumineszenz

Dieses Projekt von Grindhouse Wetware verleiht "Day-Glo" eine ganz neue Bedeutung. Das Biohack-Kollektiv hat diese Northstar V1-Implantate in einige willige Schleifer eingeführt. Diese Geräte sind schlanker als die Circadia 1.0, die wir bereits erwähnt haben, allerdings sind sie in Bezug auf die Funktionalität in etwa gleich. Die Implantate wurden entwickelt, um Biolumineszenz mit einer Reihe von LEDs zu emulieren.

Kapitel 3: Biohack-Optionen für Ihren Körper

Eliminationsdiäten ausprobieren

Wenn Sie Probleme mit Nahrungsmittelallergien haben, Schwierigkeiten haben, Nahrungsmittel zu verdauen, Hautprobleme wie Ekzeme und Akne haben oder ständig ermüdet sind, ist es wahrscheinlich an der Zeit, sich selbst mit einer Eliminationsdiät zu behandeln. Eine Eliminationsdiät klingt beängstigend, aber es ist nur ein kurzfristiger Ernährungsplan, um herauszufinden, ob die Nahrungsmittel, die Sie essen, eine Rolle in welchen Problemen auch immer spielen. Und so funktioniert es: Für 3-4 Wochen entfernen Sie Lebensmittel, die als Allergene bekannt sind. Gluten, Soja, Milchprodukte, Erdnüsse und Mais sind alle Lebensmittel, die während dieser Zeit ausgeschnitten werden.

Dann, langsam, werden Sie die verbotenen Nahrungsmittel wieder einführen und darauf achten, wie Sie sich fühlen und wie Ihr Körper körperlich reagiert. Wenn Sie vermuten, dass ein Nahrungsmittel, das Sie in Ihre Ernährung aufgenommen haben, reizend ist, werden Sie es wieder entfernen und sehen, ob die Symptome verschwinden. Das Ziel ist, genau zu bestimmen, ob Sie etwas weniger tolerant sind als andere und dann fundierte Entscheidungen darüber treffen, was Sie essen. Zum Beispiel, wenn es sich herausstellt, dass Sie nicht gut auf Kuhmilch reagieren, möchten Sie vielleicht Kokosmilch in Ihrem Kaffee verwenden oder Ziegenkäse als Teil einer milchfreien Diät versuchen. Eine Eliminationsdiät ist eine der besten Biohacks, die Sie für sich selbst tun können. Manche Menschen verstehen nicht, wie gut sie sich wirklich fühlen können, bis sie einige der schlimmsten Lebensmittelsünder aus ihrer Ernährung entfernt haben.

Zucker aus der Ernährung streichen

Ich habe nie gesagt, das wäre einfach! Wenn Sie süchtig machenden Zucker geben, ist der Stiefel eine der besten Sachen, die Sie für Ihre allgemeine Gesundheit tun können. Es kann ein ziemlich harter Biohack sein, aber einer der lohnendsten. Nun, ich meine nicht, dass Sie natürlich vorkommende Zucker, wie diejenigen, die Sie in Früchten und Milchprodukten finden, aus Ihrer Ernährung eliminieren müssen. Zugesetzte Zucker sind diejenigen, über die Sie sich Sorgen machen müssen. Sie finden diese in Produkten wie Softdrinks, verarbeiteten Lebensmitteln und Süßigkeiten, aber auch in Lebensmitteln wie aromatisiertem Joghurt, Gewürzen (überprüfen Sie diese Barbecue-Sauce und Ketchup-Etiketten!) Und Energy-Drinks.

Zeit zur Nahrungsaufnahme verbessern

Wussten Sie, dass Sie Ihren Körper bio-hacken können, indem Sie sich einfach ändern, wenn Sie essen? Intermittierendes Fasten gewinnt an Popularität als Methode zur Gewichtsabnahme und Normalisierung der Insulinsensitivität, die helfen kann, chronische Krankheiten wie Diabetes zu verhindern. Es reguliert auch Ghrelin Ebenen, besser bekannt als das Hungerhormon, das Ihrem Gehirn sagt, wenn Sie hungrig sind, und Leptin, die dem Gehirn signalisiert, dass Sie satt sind und aufhören sollten zu essen.

Das Tolle am Fasten ist, dass es mehr als eine Möglichkeit gibt. Manche Menschen entscheiden sich für ein alternatives Fasten, wobei Sie an Fastentagen Ihre Kalorien auf 25 Prozent Ihrer normalen Aufnahme beschränken und dann an nicht-fasten Tagen Ihre übliche Kalorienmenge zu sich nehmen. Es gibt zeitlich begrenzte Essen, wo Sie nur während eines bestimmten Fensters während des Tages essen (psst: wenn Sie früh essen und neigen dazu, ein spätes Frühstück zu haben, tun Sie dies bereits!)

Und eine spirituelle Annäherung, die Daniel schnell . Obwohl intermittierendes Fasten abhängig von Ihren Gesundheitszielen einige Zeit brauchen kann, kann es eine gute Biohacking-Option sein.

Sich mehr Schlaf gönnen

Bei Gesprächen über Abnehmen und die Verbesserung von Gesundheit und Stimmung fehlt oft der Schlaf - und das ist ein großer Fehler. Wenn Sie nicht jeden Abend genug Zzz bekommen (normalerweise zwischen 7-9 Stunden) und unter Schlafentzug leiden, riskieren Sie eine Vielzahl von Gesundheitsproblemen, einschließlich eines höheren Risikos für chronische Krankheiten, ein geschwächtes Immunsystem Depression, Konzentrationsschwierigkeiten, Reizbarkeit, erhöhter Appetit und unkontrollierte Hormone.

Es gibt einen Schritt zum Biohacking: Erhalte mehr davon! Natürlich weiß ich, dass es nicht immer so einfach ist. Diese 7 natürlichen Schlafhilfen können helfen. Einige meiner Lieblingsvorschläge sind die Einhaltung eines regelmäßigen Schlafplans, auch an Wochenenden, um den Tagesrhythmus in Schach zu halten.

Es ist auch wichtig, die Elektronik aus dem Bett zu halten. Die Lichter von Ihrem Smartphone sagen Ihrem Gehirn, dass es Zeit ist, aufzuwachen, nicht einzuschlafen. Wenn Sie immer noch mit Schlaflosigkeit kämpfen, könnte eine DIY ätherische Öle Schlafmittel nur den Trick tun.

Essen Sie Fett - viel Fett!

Auf der Suche nach einer Diät, in der viel Fett essen nicht nur gefördert wird, ist es erforderlich? Die Keto-Diät könnte für Sie sein! Während die Keto-Diät gerade einige ernsthafte Popularität erfährt, ist es keine Modediät. In der Keto-Diät versuchen Sie, Ihren Körper zur Ketose ("Keto") zu bringen, einem Stoffwechselzustand, in dem der Körper hauptsächlich Ketone, nicht Kohlenhydrate, für Energie verwendet. Dies kann nur geschehen, wenn Fett, nicht Glukose (Kohlenhydrate) die meisten Kalorien des Körpers liefert.

Auf einer Keto-Diät, werden Sie Kohlenhydrate und Zucker ernsthaft beschränken, und stattdessen essen Keto-freundliche Lebensmittel wie gesunde Fette (Kokosöl, Ghee, Nüsse, etc.), nicht stärkehaltige Gemüse (Auf Wiedersehen, Kartoffeln) und Lebensmittel, die hoch sind in Protein, aber keine oder wenig Kohlenhydrate, wie Gras gefüttert Rindfleisch, wild gefangenen Fisch und Eier.

Die Keto-Diät ist sehr effektiv bei der Förderung der Gewichtsabnahme, vor allem, wenn Sie sehr übergewichtig sind. Es kann Herzkrankheitsmarker wie hohe Cholesterinwerte reduzieren und könnte sogar Gehirnkrankheiten bekämpfen - tatsächlich wurde die Keto-Diät ursprünglich als eine Möglichkeit zur Bewältigung von Anfällen bei Menschen mit Epilepsie verwendet. Wenn Sie bereits relativ gut essen, sich aber noch weiter herausfordern wollen, können Sie Biohacking mit Ihrer Ernährung machen und Keto werden, was Sie brauchen.

Entspannen durch Meditation

Was wir unseren Geist speisen, ist genauso wichtig wie das, was wir unserem Körper zuführen. Meditation ist der ultimative Gehirnschlag. Die Vorteile von Meditation sind enorm: von der Schmerzlinderung und der Verbesserung der Schlafqualität bis hin zur Verringerung der Entzündung und Steigerung der Produktivität. Wenn du unter Stress oder Angstzuständen leidest, kann Meditation auch eine wirklich effektive Art sein, mit Symptomen auf natürliche Weise umzugehen. Eine tägliche Meditationspraxis zu etablieren, ist eines der besten Dinge, die Sie für Ihre geistige und körperliche Gesundheit tun können.

Wenn du dir Sorgen machst, dass du dein Gehirn nicht davon abhalten kannst, lange genug zu summen, um zu meditieren, mach dir keine Sorgen. Geführte Meditation kann Ihnen helfen, sich anzugewöhnen. Es gibt auch Dutzende von Smartphone-Apps, die Sie verwenden können; Einige werden Sie jeden Tag zur gleichen Zeit alarmieren oder spezielle Meditationen für verschiedene Zwecke haben, wie den Tag mit einem klaren Kopf zu beginnen oder Ihnen zu helfen, sich zu entspannen. Heilendes Gebet ist eine weitere Option, die zu dir sprechen könnte

Keine Schuhe tragen

Wie oft gehst du barfuß im Gras oder fühlst den Sand zwischen deinen Zehen knirschen? Wenn die Antwort "nicht genug" ist, kann ich vorschlagen, dass Sie Erdung als Ihrennächsten Biohack einführen? Erdung, auch Erdung genannt, bedeutet, dass sich Ihre Füße mit der Oberfläche unter ihnen und der starken Energie verbinden können.

Wenn wir barfuß auf der Erde verbringen, wirken unsere Füße wie elektrische Ströme, die die natürlichen elektrischen Ladungen, die die Erde produziert, durch uns fließen lassen.

Erdung kann Ihren Schlaf verbessern, Entzündungen reduzieren und Sie dazu ermutigen, die Natur mehr zu genießen und Ihre Dosis Vitamin D zu bekommen - plus, es ist kostenlos! Probieren Sie es aus, indem Sie einen kurzen Spaziergang ohne Schuhe zum Briefkasten machen, am Strand spazieren gehen oder barfuss grillen. Wenn das Wetter kälter wird, können minimalistische Schuhe helfen, Ihre Füße in engem Kontakt mit der Erde zu halten.

Aufstehen und sich bewegen

Die meisten von uns verbringen unsere Tage damit, in unseren Autos zu sitzen, am Schreibtisch zu sitzen oder im Auto zu sitzen. Spülen und wiederholen, und wir verbringen einen außergewöhnlichen Teil unseres Lebens sitzend. All das Sitzen schädigt unsere Gesundheit und könnte sogar so gefährlich sein wie Rauchen. Aber es gibt eine einfache Lösung: mehr. Sie müssen nicht in einen Stehpult investieren (obwohl sie hilfreich sind!). Stattdessen ist es wichtig, wie oft wir stehen und nicht wie lange wir dafür stehen. Biohack deinen Weg zu einer besseren Gesundheit, indem du einfach aufstehst und mit Kollegen sprichst, anstatt eine E-Mail zu senden; die Treppe statt des Aufzugs nehmen; Während langer Telefonate aufstehen und auf und ab gehen oder sogar alle 60-90 Minuten eine Erinnerung auf Ihr Telefon setzen, um eine schnelle Runde im Büro zu machen.

Körperveränderungen durch „Grinder"

Mühlen

Männer und Frauen, die sich am eigenen Körper hacken, verschieben die Grenzen dessen, was derzeit in der menschlichen Augmentation möglich ist. Sie sind Hacker im Herzen und verfolgen auf Amateur-Ebene, was sie vom Verbrauchermarkt nicht bekommen können. Human Augmentation ist ein Konzept, das in Science-Fiction und Futurismus stark vertreten ist, aber die meisten Menschen haben die Annahme, dass diese Art von Verbesserungen von Medizin- oder Technologieunternehmen kommen wird. Stattdessen beginnen die Augmentationen in den Kellern von Hackern und in Hinterzimmern von Piercing-Studios. Die Domäne der Schleifer ist der Raum, in dem sich Körpermodifikation und Hacking treffen. Es verbindet die gleiche Bereitschaft, den Körper zu verändern, die bei Tätowierungen und Piercings üblich ist, und fügt ein Interesse an der Hacking-Technologie hinzu, die Sie in Hackerspaces auf der ganzen Welt finden. Wenn diese beiden Qualitäten sich kreuzen, haben Sie eine potentielle Mühle.

Aufstieg der Grinder Community

Biohacking ist noch relativ neu und hat erst in den letzten zehn Jahren an Boden gewonnen. Es hat eine einzigartige Reihe von Bedingungen für die Mühle Bewegung - die selbst eine Art Biohacking ist - zu beginnen. Körpermodifikation musste im Allgemeinen mehr Mainstream und zugänglicher werden. Technik, vor allem Hobbyelektronik, musste weit genug gehen, um die notwendigen Werkzeuge für alle verfügbar zu machen. Und, vielleicht am wichtigsten, Informationen zu diesem Thema mussten zugänglich sein.Es ist dieser letzte Faktor, der den Community-Aspekt des Biohackens so wichtig gemacht hat. Frühe Lektionen wurden nur von einigen Pionieren gelernt, die ihr Wissen mit anderen Interessierten austauschten. Kollaboratives Design und gemeinsame Techniken ermöglichten der Bewegung Fortschritt.

Ein Implantat bekommen

Tätowierungen und Piercings können und sollten wahrscheinlich als eigenständige medizinische Verfahren betrachtet werden. Aber in bestimmten Bereichen der Körpermodifikation sind Tattoos und Piercings nur der Anfang. Extreme

Körpermodifikationen, alles von der Skarifizierung bis zur Amputation, sind schnell populär geworden (oder zumindest Aufmerksamkeit), da das Internet interessierten Personen die Zusammenarbeit ermöglicht hat. Eine solche Modifikation namens subdermale Implantation wurde bereits regelmäßig durchgeführt und war genau das, was Biohacker brauchten. Ein subdermales Implantat ist ein Objekt, das unter die Haut eingeführt wird. In der Körpermodifikationsgemeinschaft werden diese üblicherweise für die Ästhetik verwendet - um "Hörner" unter der Kopfhaut hinzuzufügen, zum Beispiel für sexuelle Zwecke oder für einen anderen Zweck, der dem Individuum überlassen bleibt. Diese Implantate müssen aus einem bio-sicheren Material hergestellt sein, das vom Körper nicht abgestoßen wird oder gesundheitliche Probleme verursacht. Silikon ist das am häufigsten verwendete Material, aber auch bio-sicheres Glas ist akzeptabel.

Dies ist nicht die Art von Verfahren, die irgendein Piercing-Studio bereit oder qualifiziert ist, um durchzuführen. Aber Schleifer, die Magnete oder RFID-Tags implantieren wollten, konnten sich bei bestehenden Body Modification Artists um Hilfe kümmern. Diese Künstler sind in der Regel sehr aufgeschlossen, wenn es um alternative Lebensstile und Alternativen geht. Zu diesem Zeitpunkt haben die meisten Großstädte Künstler, die kompetent und kompetent sind.

Der aktuelle Stand des Biohackings

Wie jede andere Technologie in ihrer Kindheit sind Biohacking-Geräte immer noch roh. Es gibt heute wirklich nur zwei häufig durchgeführte Biohacks: Magnetische Implantate, die mit Abstand am beliebtesten und am wenigsten teuer sind, und RFID-Implantate. Aber die enthusiastische Entwicklung bietet einige interessante Möglichkeiten.

Einige BodyHacks, die wirklich nützlich sind

Der menschliche Körper hat das Potenzial für erstaunliche Leistungen, aber es hat auch eingebaute Einschränkungen. Mit einem Chip können wir von Mensch zu Maschine gehen. Kevin Warwick, der in Großbritannien ansässige Professor für Kybernetik und Autor von "I, Cyborg", war der erste, der einen RFID-Chip in seinen Arm implantierte, der dann mit Systemen an der Universität von Reading verbunden war und Türen öffnen oder an oder ausschalten konnte aus. Er verband sogar sein Nervensystem mit dem seiner Frau, so dass jeder spürte, was der andere fühlte.

Neil Harbisson wurde ohne die Fähigkeit geboren, Farbe zu sehen. Jetzt kann er mehr als 360 Farben wahrnehmen und sogar das Infrarotspektrum erkennen.

Diese Charaktere stehen an der Spitze der Biohacker-, Mühlen- oder Cyborg-Bewegung, aber sie sind nicht die Einzigen, die mit technischen Körpermodifikationen experimentieren, die weit mehr als ein traditionelles Piercing oder Tattoo sind. Einige denken, dass normale Menschen Biohacking eher akzeptieren als viele realisieren. Die meisten von uns sind bereit zu vertrauen, dass Computer bereits Gehirnfunktionen übernehmen.

Bio- und Körper-Hacker nehmen die Dinge einen oder zwei Schritte weiter. Mit Tattoonadeln, Skalpellen, Injektionsgeräten, Mikrochips oder nur mit Drähten nehmen sie die Konnektivität auf und treten weiter in die kybernetische Welt ein. Für sie ist die Grenze nicht länger der Körper. Die Grenze ist der Verstand, der Nutzen, den wir für diese Technologie haben können. Biohacker schauen sich an, was Technologie kann und stellen eine Frage: Hier sind einige Körper-Hacks, die Menschen auf neue Weise die Welt um sie herum spüren lassen.

- **Magnetische Implantate können Ihnen helfen, elektrische Felder zu erfassen und kleine Metallobjekte aufzunehmen.** Magnete werden üblicherweise in die Hand oder auf einen Finger implantiert, so dass der Benutzer die Position eines nahe gelegenen elektrischen Feldes, einer U-Bahn oder einer Mikrowelle wahrnehmen kann. Einer der Gründer von Biohacking, dessen Motto lautet: "Was möchtest du heute sein?" - Er konnte nicht nur feststellen, woher ein Strom kommt, sondern auch zwischen Wechselstrom und Gleichstrom unterscheiden. Ein Freund nennt ihn sogar den "Laptop-Flüsterer", weil er mit seinen Fähigkeiten ein Batterieproblem diagnostizieren konnte.

- **Magnete können auch Ton und mehr übertragen.** Biohacker Rich Lee implantierte Magneten in seinen Ohren, die als versteckte Ohrknospen funktionieren, indem er ein Musiksignal von einer magnetischen Schnur aufnahm, die mit einem Musikspieler verbunden war. Er sagte Extreme Tech, dass er plane, diese Implantate mit dem GPS-System seines Telefons zu verbinden, so dass die Anweisungen direkt an seinen Kopf übertragen werden könnten. Mit einem Mikrofon verbunden, könnte er sie auch als Abhörgerät oder Telefon benutzen.

- **Temporäre digitale Tätowierungen können wichtige Informationen über die Gesundheit vermitteln.** Biohacker misstrauen darauf, dass ihre Geräte Gesundheitsinformationen übermitteln - die meisten wollen nicht, dass ihre Arbeit von der Food and Drug Administration als medizinische Technologie reguliert wird, ein Grund, dass Menschen die Anästhesie nicht benutzen können, wenn sie ein Implantat in sich tragen. Aber Biohacking-Forschung hat zur Schaffung von temporären Tattoos geführt, die lebenswichtige Statistiken bewerten können. Einige überwachen Schweiß, um körperliche Aktivität zu messen. Andere können die elektrische Aktivität des Körpers, die Herzfrequenz und mehr überwachen und diese Daten an Computer und mobile Geräte übertragen. Große Unternehmen, die sich weniger von Regulierungen einschüchtern lassen, scheinen sich des Potenzials dieser Tattoos bewusst zu sein. Ein Unternehmen im Besitz von Google arbeitet an digitalen Tattoos, die mit Smartphones und Spielgeräten in Verbindung gebracht werden können und laut dem Patent sogar als Lügendetektoren dienen könnten

- **RFID-Chips lassen den menschlichen Körper auf verschiedene Arten mit elektronischen Geräten interagieren.** Für manche Menschen ist dies eine Möglichkeit, Türen, Computer und andere Geräte zu öffnen. Ein Forscher verwendete einen implantierten Chip, um einen Computervirus zu verbreiten. Ein solches Implantat kann sich mit Zahlungs- und Sicherheitssystemen, Kommunikationsmitteln und vielem mehr verbinden. Dies ist eine dieser Modifikationen, bei der die Frage ist, ob Sie ein Gerät haben, das mit fast jeder Maschine interagieren kann, was soll es tun?

- **Der Eyeborg erlaubt Neil Harbisson, die Farben der Welt zu hören.** Eine kleine Antenne über Harbissons Kopf betrachtet die Farben der Welt, einschließlich des ultravioletten und infraroten Spektrums, und vibriert einen einzigartigen Ton, den nur er hören kann und ihm ermöglicht, die Welt in Farbe wahrzunehmen - etwas, das er ohne die Fähigkeit zu tun hatte . Es würde Zeit brauchen, bis jemand anderes lernt, Harbissons synästhesieähnliche Herangehensweise an die Welt zu benutzen, aber Sie können die Software herunterladen, um mit dem Aufbau Ihres eigenen Eyeborg zu Hause zu beginnen. Harbisson sagt, ein selbsternannter Cyborg zu werden, hat ihn dazu gebracht, die Cyborg Foundation zu gründen, die Menschen dabei hilft, ihre Sinne durch Technologie zu erweitern und ihr Recht darauf zu verteidigen. "Ich denke, dass wir jetzt in das Zeitalter des Übergangs in Cyborgs eintreten", sagte er Business Insider. "Ich bin mir sicher, dass es normal ist, jemanden zu treffen und zu fragen, was sind deine zusätzlichen Sinne?"
- **Biohacking-Implantate können Ihnen eine Spider-Man-ähnliche Fähigkeit geben, Bewegungen um sich herum wahrzunehmen.** Verschiedene Geräte tun dies auf verschiedene Arten. Rich Lee sagt, dass die Verbindung seiner Ohrimplantate mit einem Entfernungsmesser eine Art Echoortungsfähigkeit erzeugen kann, die summen wird, wenn ein Objekt näher an ihn heranrückt. Ein Cyborg-Foundation-Projekt namens 360º Sensor Extension vibriert, wenn sich jemand von hinten nähert und dies auch von verschiedenen Seiten des Körpers aus tun kann. Grindhouse Wetwares hat ein Projekt namens Bottlenose, das Sonar-, Ultraviolett-, Wi-Fi- und thermische Daten erfasst und Informationen über diese unsichtbaren Felder an implantierte Magnete übermittelt.

Vorsichtsmaßnahmen
Biohacking macht wirklich Spaß: herauszufinden, was Ihr Körper bevorzugt und wie er sich am besten fühlt, kann sogar süchtig machen, besonders wenn Sie mit gesundheitlichen Problemen zu kämpfen haben und endlich Antworten bekommen. Aber es ist wichtig, daran zu denken, dass wir mehr sind als nur die Anzahl der Kalorien, die wir essen oder verbrennen. Während es nichts falsch ist mit Biohack zu sein, um in Bestform zu sein, bin ich besorgt über das zwanghafte Verhalten rund um diese Art von Hardcore Biohacking. Es kann sehr schnell in ungesundes Gebiet führen oder eine Essstörung auslösen.

Stattdessen empfehle ich einen ganzheitlichen Ansatz für Ihr Biohacking. Ergreifen Sie ein Tagebuch und notieren Sie sich, wie bestimmte Speisen Sie fühlen lassen oder ob Sie zu bestimmten Mahlzeiten greifen, wenn Sie sich niedergeschlagen fühlen. Wenn Sie feststellen, dass Sie in einem bestimmten Zeitfenster zu einem Superstar bei der Arbeit werden, halten Sie sich an diesen Zeitplan. Es ist eine Reise, keine Wissenschaft!

Kapitel 4: Biohack-Optionen von Lebensmitteln für eine gesündere Ernährung

Biohacking bedeutet, anders zu leben, um die Funktionsweise des Körpers zu verändern. Durch die Einführung strenger Fasten-Regime, die in einigen Fällen dazu führen, dass Diätetiker 36 Stunden lang nichts als Wasser konsumieren, warnen Ernährungsexperten davor, dass diese ernährungsbedingte Technologieübung bereits vorhandene Krankheiten verschlimmern und in einigen Fällen eine zugrunde liegende Ernährung verschleiern könnte Störung.

Ernährungsexperten sind sich jedoch nicht einig und erklären, dass Fasten langfristig sehr schädlich für unsere Gesundheit sein kann. Wenn Sie sich mehr darüber bewusst sind, wie sich Ihr Körper bei bestimmten Nahrungsmitteln anfühlt, und Sie können Anpassungen bei der Nahrungsauswahl treffen, um sich selbst anzupassen, dann werden Sie mit Ihrer Nahrung biologisch gejagt. Ein proaktiverer Ansatz für Wellness zu wählen, indem man sich entscheidet, echtes Essen zu essen, macht Sinn.

Sie warten nicht darauf, krank zu werden, oder auf etwas, das nicht mehr funktioniert, um Ihre Ernährungsgewohnheiten zu überdenken. Sie optimieren Ihre Gesundheit und verbessern Dinge vom Guten zum Besten, das sie jetzt sein können, und passen sich kontinuierlich an Ihre sich ändernden Bedürfnisse an, wie das Essen Sie fühlen lässt, was Ihr Körper zur Zeit benötigt, Ihre Ernährungsziele und die aktuellen Umstände. Egal, ob Sie verfolgen, was Sie essen oder einfach nur entspannt sind, indem Sie im Allgemeinen eine gute Auswahl treffen, wir hoffen, dass Sie die Rezepte und Ideen finden, um zu kochen und genießen Sie Biohacking mit Lebensmitteln, um Ihr Ziel zu optimalen Wellness zu erreichen.

Biohack-Nahrung

Food Biohacking beinhaltet die Optimierung von Lebensmitteln für eine gesunde Verdauung, wie zum Beispiel richtige Kochmethoden, Techniken, nährstoffreiche Nahrung im Allgemeinen - auch als Nahrungsergänzung - und Verständnis für Ihr Erbgut, um Ihren Körper gezielt zu versorgen.

Im Folgenden finden Sie einige einfache Möglichkeiten, Ihre Ernährung zu biodegradieren, um sicherzustellen, dass Ihr Körper optimal eingestellt ist und läuft.

Überprüfen Sie Ihre Histaminaufnahme
Sie haben vielleicht von einer Diät mit niedrigem Histamingehalt gehört. Fragst du dich, ob es für dich ist? Histamin kann tatsächlich Nahrungsmittelempfindlichkeiten im Körper verursachen, was bedeutet, dass unsere Reaktionen subtiler sind als eine Nahrungsmittelallergie oder Intoleranz, was es schwieriger macht, sie zu identifizieren.

Einige Symptome, auf die Sie achten sollten, sind ein konsistenter Hirnnebel und eine niedrige Energie. Beim Experimentieren mit einer Ausscheidung von histaminhaltigen Lebensmitteln wie Wein und anderen Alkoholen können fermentierte Lebensmittel wie Sauerkraut, Essig und Käse, verarbeitetes oder geräuchertes Fleisch und Trockenfrüchte hilfreich sein.

Erwägen Sie die Entfernung von histaminreichen Lebensmitteln und Lebensmitteln, die 30 Tage lang Histamin freisetzen und sie einzeln nacheinander einsetzen, um am besten zu beobachten, ob Ihr Körper dieses Biohack benötigt.

Trennen Sie sich von Aluminiumfolie
Eine der besten Möglichkeiten, Ihre Ernährung biologisch zu sichern, besteht darin, mit Kochtechniken zu beginnen. Wenn wir unsere Kochmethoden optimieren, um für unseren Körper das Beste zu sein, können wir eine Menge unnötiger Toxine eliminieren. Insbesondere Zinnfolie ist in Kombination mit Wärme mäßig gefährlich. Sechsmal mehr Aluminium wird in die Lebensmittel, die Sie schmoren oder backen in der Alufolie freigesetzt. Verwenden Sie stattdessen Pergamentpapier für gebackene Fischgerichte und Metallbackbleche oder Glasschalen für Ofenbraten.

Recherchiere deine Genetik
Es ist einfach genug, um mit einer bestimmten Diät an Bord zu springen. Wenn wir mit einer neuen Art des Essens konfrontiert werden, wird oft angenommen, dass eine bestimmte Art des Essens für alle gut ist.

Tatsache ist, dass wir alle sehr unterschiedlich sind, und unsere Gene spielen eine große Rolle bei der Art und Weise, wie unser Stoffwechsel mit Nahrungsmitteln funktioniert. So ist kohlenhydratarmes oder fettarmes nicht jedermanns Sache, aber es ist für manche Leute.

Um die fundierte Entscheidung zu treffen, ist es gut, ein wenig im Genpool zu graben. Du wirst einen Gentest machen wollen. Dann werden Sie herausfinden wollen, welche spezifischen Gene den Fettstoffwechsel beeinflussen, welche Gene Menschen anfälliger für Fettleibigkeit machen, und sogar die Gene, die Menschen anfälliger für Laktoseintoleranz machen.

Es ist ein komplizierter Prozess, aber ein lohnendes wissenschaftliches Experiment, wenn Sie Zeit haben. Es wird immer empfohlen, mit einem Arzt für funktionelle Medizin oder einem Ernährungsberater für die beste Diagnose zu arbeiten.

Lerne einzuweichen und zu sprießen
Das Einweichen und Keimen von Getreide, Hülsenfrüchten, Nüssen und Samen ist eine Übung, die wir in den Richtlinien unseres 9-wöchigen Happy Body Formula-Programms besonders betonen. Da wir uns auf das Eliminationsdiät-Protokoll konzentrieren, führen wir auch alle diese Nahrungsmittel einschließlich Buchweizen, Kichererbsen und Linsen wieder ein. Das Problem mit diesen Lebensmitteln an erster Stelle? Sie enthalten Phytinsäure und andere Anti-Nährstoffe, die unsere Darmgesundheit beeinträchtigen und die Nährstoffaufnahme im Körper verhindern können.

Das regelmäßige Essen von schlecht vorbereiteten Körnern, Nüssen, Samen und Hülsenfrüchten kann zu Vitamin- und / oder Mineralstoffmangel führen. Einweichen und Sprießen macht diese Lebensmittel nicht nur leichter verdaulich, sondern macht die vorhandenen Nährstoffe auch bioverfügbarer für den Körper.

Iss eine Vielzahl von Fleisch
Während wir diskutiert haben, dass keine Diät für jeden geeignet ist, gibt es einige gemeinsame Grundprinzipien für alle Diäten. Einer der wichtigsten Faktoren für eine gesunde Ernährung ist die Vielfalt. Von Speiseölen über Gemüse bis hin zu Fleisch ist es unglaublich wichtig, vor allem, wenn Sie Ihre Ernährung bio-hacken möchten.

Während Fleisch in erster Linie eine Proteinquelle ist, enthält es auch verschiedene Mengen an Vitaminen, Mineralstoffen und Aminosäuren. Indem Sie sich auf eine oder zwei Optionen beschränken, schränken Sie die Möglichkeiten ein, Ihren Körper insgesamt gesund zu ernähren. Essen zu viel fettarmes Muskelfleisch (Hühnerbrust jemand?), Die reich an Methionin-Aminosäure ist, kann zu vorzeitiger Alterung führen. Diese etwas negativen Effekte können jedoch neutralisiert und reduziert werden, indem eine andere Aminosäure namens Glycin verbraucht wird.

Wo würdest du es finden? In fetteren, härteren Fleischresten, Knochen, Bändern und Innereien. Regelmäßige Portionen Knochenbrühe und langsam gekochtes Fleisch am Knochen sorgen dafür, dass Sie eine Vielzahl von Aminosäuren und Nährstoffen konsumieren, die sich gegenseitig ergänzen und ausgleichen.

Anstatt immer Ihr Fleisch und Geflügel zu grillen, das schädliche Karzinogene im Rauch und verkohlten Teilen des Essens bilden kann, entscheiden Sie sich für feuchtere und schonendere Kochmethoden wie Schmoren und langsames Kochen ein paar Mal pro Woche. Vielfalt ist oft wieder der Schlüssel.

Optimieren Sie die Verdauung mit Diät
Verdauung ist etwas, das ein Autopilot ist. Hinter den Kulissen passiert es immer und wir müssen nicht viel darüber nachdenken. Ob Sie denken, dass Sie ziemlich normal sind oder wenn Sie unter Bedingungen wie Morbus Crohn oder IBS eine deutliche Verdauungsbeschwerden haben, können Sie davon profitieren, Ihre Ernährung für eine bessere Verdauung und Darmgesundheit zu verbessern.

Genug Ballaststoffe aus Gemüse, Probiotika aus fermentierten Lebensmitteln, eine ausreichende Zufuhr von Vitaminen und Mineralstoffen und genügend Proteine und gesunde Fette sorgen dafür, dass Ihr Darm gesund und glücklich bleibt.

Darüber hinaus kann die Erforschung von Genen und einer Antihistamin-Diät helfen, tiefer in chronische Verdauungsbeschwerden einzudringen.

Mach es würziger
Wir reden davon, außerhalb der Gewürzbox zu denken, wenn es darum geht, Ihre Ernährung biologisch zu verändern. Gewürze gehören zu den heilsamsten Lebensmitteln auf dem Planeten. Zum Beispiel hat Zimt einige ernsthafte medizinische Kraft - es ist nur eine unglaublich dichte Quelle von Vitaminen und Mineralien!

Besser noch, Sie können Ceylon-Zimt verwenden. Es enthält weniger Cumarin, das für die Leber toxisch sein kann, und es ist besonders gut bei der Kontrolle des Blutzuckers.

Eine andere Idee ist infundierter Honig; versuchen Sie es mit etwas Chlorella oder anderen Gewürzen und Kräutern für einen Ernährungsschub zu mischen. Honig ist ein hervorragender Konservierungsstoff und somit vielseitiger als Sie sich vorstellen können. Für ein starkes entzündungshemmendes Mittel wenden Sie sich Kurkuma-Pulver und Ingwer.

Hydrate beim Aufwachen
Das könnte etwas sein, das man immer wieder hört wie eine kaputte Schallplatte, aber es gibt viele gute Gründe, warum. Bei Biohacking geht es darum, dass Ihr Körper so nahe wie möglich an 100% funktioniert.

Während des Schlafes dehydrieren unsere Körper natürlich. Der Start mit Wasser ist wichtig. Willst du die Dinge auf den Kopf stellen? Fügen Sie pikante Zitrone hinzu, um die Verdauung zu beschleunigen und Ihnen einen natürlichen Energieschub zu geben. Noch kreativer fühlen?

Lesen Sie mehr über das Hunza-Wasser und wie Sie zu Hause eine Seezunge für ein magisches Morgenelixier zubereiten können.

Ergänzung mit echtem Essen
Ein gutes Beispiel dafür sind getrocknete Pilze. Während eine Portion Shiitake-Pilze eine erhebliche Menge an Vitamin D enthält, haben getrocknete Pilze viel mehr konzentrierte Quellen davon.

Insbesondere Vitamin D ist einer der am häufigsten defizitären in unserem Körper, da wir uns stark auf die Sonne verlassen. Ein anderer fantastischer Gebrauch von Nahrung als Ergänzung ist, Pistazien als probiotic zu verbrauchen; Sie enthalten Elemente, die sie für das Mikrobiom fantastisch machen.

Indem Sie anderen Ernährungs-Biohacking-Tipps auf dieser Liste folgen, wie viel Gemüse essen, einweichen und sprießen Lebensmittel und eine Vielzahl von Fleisch zu essen, müssen Sie sich nicht mit der Einnahme eines Multivitamin zu beschäftigen. Sich auf echte Nahrungsquellen für Mikronährstoffe zu verlassen, sorgt für eine optimale Aufnahme durch den Körper. Sie können darauf vertrauen, dass Sie bekommen, was Sie brauchen, und dass es bioverfügbar ist.

Essen Sie eine haufenweiße Gemüse
Das ist selbstverständlich, oder? Jede Diät, die wirklich gut für Sie ist, ist reich an Gemüse. Wir meinen eine Menge Gemüse.

Pflanzenmaterial ist ein riesiger Faktor, wenn Sie Ihre Ernährung, Verdauung und Gehirnfunktionen bio-speichern möchten. Einfach und einfach, Gemüse ist eine fantastische Quelle von Vitaminen und Mineralien, die unser Körper braucht, um zu gedeihen, zusammen mit Ballaststoffen, die helfen, die Verdauung zu regulieren. Eine gute Faustregel ist, die vegetarische Aufnahme zu bevorzugen, besonders im Vergleich zu Obst. Lehnen Sie sich an Beeren, aber begrenzen Sie die Frucht auf einmal pro Tag oder weniger. Grüne andererseits? Es gibt keine Grenzen.

Biohacking unserer Gesundheit mit Essen
Biohacker sind der Ansicht, dass jedes System verbessert und modernisiert oder "gehackt" werden kann und Essen ist nicht anders. Bei allen Diäten; Low Carb, Vegan, Paleo, etc. Was ist der Schlüssel ist nicht, was in der Diät ist, aber was ist nicht in der Ernährung. Verarbeitete Lebensmittel, hohe Gehalte an gesättigten Fetten, Transfetten, Zucker.

Der beste Essens-Biohack ist das Fasten
Es gibt so viele Vorteile für das Fasten. Es ist nicht nur Gewichtsverlust. Fasten hilft bei der Kontrolle des Blutzuckerspiegels. Für Immunität. Auch zur Verbesserung der mentalen Konzentration. Fasten ist sicher. Es hat eine lange Geschichte. Die alten Griechen waren große Gläubige. Alle großen Religionen haben ein Fasten als Teil ihrer Praxis.

Die Wahrheit über Ergänzungen
Lieber Nährstoffe aus unserer Nahrung als aus Nahrungsergänzungsmitteln. Probleme mit Ergänzungen sind die meisten von ihnen sind von schlechter Qualität, mit einigen nicht sogar von unserem Körper absorbiert werden. Viele Ergänzungen enthalten Wirkstoffe, die starke Auswirkungen auf den Körper haben können. Seien Sie immer auf die Möglichkeit von unerwarteten Nebenwirkungen aufmerksam, besonders wenn Sie ein neues Produkt einnehmen.

Ergänzungen sind am wahrscheinlichsten Nebenwirkungen oder Schaden zu verursachen, wenn Leute sie anstelle der vorgeschriebenen Medikamente nehmen oder wenn Leute viele Ergänzungen in Kombination nehmen. Einige Nahrungsergänzungsmittel können das Blutungsrisiko erhöhen oder, wenn eine Person sie vor oder nach der Operation einnimmt, können sie die Reaktion der Person auf die Anästhesie beeinflussen. Nahrungsergänzungsmittel können auch mit bestimmten verschreibungspflichtigen Medikamenten in einer Weise interagieren, die Probleme verursachen könnte.

Hier sind nur ein paar Beispiele:

- Vitamin K kann die Fähigkeit des Blutverdünners Coumadin® reduzieren, Blutgerinnsel zu verhindern.
- Johanniskraut kann den Abbau vieler Medikamente beschleunigen (einschließlich Antidepressiva und Antibabypillen) und dadurch die Wirksamkeit dieser Medikamente verringern.
- Antioxidative Ergänzungen, wie Vitamin C und E, könnten die Wirksamkeit einiger Arten von Krebs-Chemotherapie verringern.

Denken Sie daran, dass einige Inhaltsstoffe in Nahrungsergänzungsmitteln zu einer wachsenden Anzahl von Lebensmitteln hinzugefügt werden, einschließlich Frühstückscerealien und Getränken. Infolgedessen erhalten Sie möglicherweise mehr von diesen Bestandteilen als Sie denken und mehr möglicherweise nicht besser. Mehr zu nehmen, als Sie benötigen, ist immer teurer und kann auch das Risiko von Nebenwirkungen erhöhen. Wenn Sie beispielsweise zu viel Vitamin A einnehmen, kann dies Kopfschmerzen und Leberschäden verursachen, die Knochenstärke reduzieren und Geburtsfehler verursachen. Überschüssiges Eisen verursacht Übelkeit und Erbrechen und kann die Leber und andere Organe schädigen.

Seien Sie vorsichtig bei der Einnahme von Nahrungsergänzungsmitteln, wenn Sie schwanger sind oder stillen. Seien Sie auch vorsichtig, wenn Sie einem Kind ein Basisprodukt (Multivitamin / Mineralstoff) verabreichen. Die meisten Nahrungsergänzungsmittel sind bei Schwangeren, stillenden Müttern oder Kindern nicht gut auf Sicherheit getestet worden.

Entscheiden Sie nicht, Nahrungsergänzungsmittel zu nehmen, um einen Gesundheitszustand zu behandeln, den Sie selbst diagnostiziert haben, ohne einen Arzt zu konsultieren.

- Nehmen Sie keine Nahrungsergänzungsmittel anstelle von oder in Kombination mit verschriebenen Medikamenten ein, ohne dass Ihr Arzt dies genehmigt hat.
- Erkundigen Sie sich bei Ihrem Arzt über die Nahrungsergänzungsmittel, die Sie einnehmen, wenn Sie einen chirurgischen Eingriff planen.
- Der Begriff "natürlich" bedeutet nicht immer sicher. Die Sicherheit eines Nahrungsergänzungsmittels hängt von vielen Dingen ab, wie zum Beispiel von seinem chemischen Aufbau, davon, wie es im Körper funktioniert, wie es zubereitet wird und von der verwendeten Dosis. Bestimmte Kräuter (zum Beispiel Beinwell und Kava) können die Leber schädigen.
- Stellen Sie sich vor der Einnahme eines Nahrungsergänzungsmittels folgende Fragen:

  - Was sind die potenziellen gesundheitlichen Vorteile dieses Nahrungsergänzungsmittels?
  - Was sind seine potenziellen Vorteile für mich?
  - Hat dieses Produkt Sicherheitsrisiken?
  - Was ist die richtige Dosis zu nehmen?
  - Wie, wann und für wie lange sollte ich es nehmen?

Wie die Nahrung, die wir essen, uns kontrollieren kann.
Die Nahrung, die wir essen, kann unseren Körper auf viele verschiedene Arten beeinflussen:

- Zucker - auf kurze Sicht führen Spitzen im Blutzucker zu Abfällen und Stimmungsschwankungen am Nachmittag. Auf lange Sicht, Fettleibigkeit und Diabetes.

- Nahrungsmittelunverträglichkeiten - können zu Reizdarmsyndrom (IBS), Stimmungsproblemen und Hirnnebel führen.

- Fehlende Nährstoffe - Magnesium, Selen und viele andere fehlende Nährstoffe im 21. Jahrhundert können zu gesundheitlichen Problemen führen.

- Darmbakterien - Das Mikrobiom oder die Darmbakterien erzeugen Hormone, die IBS verursachen und unsere Stimmung beeinflussen können. Schlechte Darmbakterien gedeihen auf Glukose. Gute Bakterien gedeihen auf der Faser. Mehr dazu unten verlinkt.

- Genetischer Ausdruck - Epigenetik ist, wie unsere Umgebungen steuern, wie unsere Gene funktionieren. Nutrigenetik ist, wie unsere Nahrung steuert, wie Gene funktionieren. Unser Essen verändert, wie wir in der Welt funktionieren.

Kapitel 5: Mind-Hacking Prinzipien

1. Mind Hacking ist kostenlos. Sie können Lösungen für jedes Problem kostenlos finden. Jedes Mitglied eines Kollektivs kann voneinander profitieren. Zusammen können wir eine Wissenschaft der Selbstverbesserung erfinden.
2. Mind Hacking ist experimentell. Führen Sie Experimente durch, um herauszufinden, was funktioniert. Experimentieren Sie selbst, um zu sehen, was für Sie funktioniert und nicht funktioniert.
3. Mind Hacking ist Meisterschaft. Um deinen Verstand zu beherrschen, musst du dein Leben meistern.

Die 3 Mind Hacking Prozesse:
1. Analysieren
2. Visualisieren
3. Neuprogrammierung

Analyse: Überprüfen Sie den Quellcode Ihres Verstandes. Was denkt dein Verstand? Wie kannst du deine Produkte aus dem Kopf filmen? Du bist nicht deine Meinung.

Stellen Sie sich vor: Stellen Sie sich vor, Sie tun etwas Cooles und Unerwartetes. Entfernen Sie die Einschränkungen, die Sie um sich herum setzen, um sich das Unmögliche vorzustellen.

Neuprogrammieren: Programmieren Sie den Code neu, bis Sie Ihr Leben verändern. Wenden Sie die Technologie neu an, um das zu erschaffen, was Sie sich vorgestellt haben.

Analysieren besteht aus 3 Modulen:
1. Gedankenfilm
2. Superuser-Modus
3. Metathinking

Die drei Modelle helfen dir, den Geist objektiv zu sehen und deine Wahrnehmungsfähigkeit zu erhöhen. Hier sind ein paar Fragen, die Sie sich stellen sollten:

- Wie kannst du deinen Geist analysieren?
- Wie kannst du dich von deinem Gedankenfilm lösen?
- Wie können Sie Superuser Zugang zu Ihrem Verstand erhalten?
- Wie kannst du an deinem Verstand arbeiten, nicht nur in deinem Kopf?.

Überprüfe, was du denkst - was dein Verstand denkt. Denken Sie daran, dass Sie nicht Ihre Meinung sind. Du kannst deinen Geist beobachten und ihn objektiv sehen. Dies bedeutet, dass Sie die Kontrolle haben können. Denken Sie an Ihren Verstand wie ein Film, der in Hochauflösend spielt, Surround-Sound hat und im 3-D-IMAX-Format vorliegt. Das ist mächtiges Zeug. Wie kannst du kontrollieren, welche Filme dein Verstand spielt? Mind Hacking ermöglicht es dir, auf den Quellcode deines Verstandes zuzugreifen, damit du ihn verändern kannst.

Denken Sie an die Computersysteme an Ihrem Arbeitsplatz, nicht jeder hat den gleichen Zugang. Ihr Zugriff hängt von Ihren Rollen und Verantwortlichkeiten in der Organisation ab. Aber manche Leute haben einen Superuser-Zugang, was bedeutet, dass sie auf jede Ebene zugreifen können.

Um Ihren Geist zu kontrollieren und zu verändern, benötigen Sie einen Superuser-Zugang. Sie können sich auf den Superuser-Modus konzentrieren. Sie müssen sich bewusst werden, wenn Sie die Kontrolle über Ihren Verstand haben. Mind Hacking hat Übungen, die dir helfen, in den Superuser-Modus zu gelangen.

Wenn du Gedanken hackst, bist du Meta-Denken. Das ist Denken über das Denken. Dies ist eine Fähigkeit zu entwickeln, wenn Sie Ihren Verstand hacken wollen.

Die Gewohnheitsschleife

Um deine Gedanken neu zu trainieren, musst du die Übungen zur Gewohnheit machen. Die Gewohnheitschleife lässt dich Gewohnheiten entwickeln, die dir wichtig sind. Schleifen helfen uns, Dinge zu erledigen Die Elemente der Gewohnheit Schleife umfassen die folgenden:

- Wählen Sie eine konsistente Zeit, um an der Entwicklung der neuen Gewohnheit zu arbeiten.
- Wählen Sie einen konsistenten Ort. Wählen Sie einen Ort, an dem Sie Ihre neue Gewohnheit ausüben können, ohne gestört zu werden.
- Wählen Sie eine konsistente Erinnerung. Mit welchem Stichwort können Sie sich daran erinnern, an der Entwicklung der Gewohnheit zu arbeiten?
- Wählen Sie eine konsistente Belohnung. Wie wirst du dich belohnen, wenn du an der Entwicklung der neuen Gewohnheit arbeitest?
- Sei konsistent. Verwenden Sie dieselbe Erinnerung und Belohnung.
- Üben, nicht Perfektion. Wenn du einen Tag verpasst, gib nicht auf, fang noch einmal an.

Eines der Dinge, die ich an Mind Hacking von Sir John Hargrave wirklich mag, ist, dass er viele verschiedene Übungen anbietet, um ein Endergebnis zu erreichen. Dies bedeutet, dass Sie eine Aktivität finden, die zu Ihrer Persönlichkeit passt.

Zum Beispiel stellt er eine Technik vor, die die 5 Whys genannt wird, um die Ursache eines Problems zu finden. Aber er stellt auch eine andere Methode namens Worst Case Scenario vor, die dasselbe macht. Wenn du deine mentalen Schleifen reparierst, reparierst du dein Leben.

Richtig Visualisieren

Was ist dein bestes Selbst? Finde heraus, was du in deinem Leben willst, zuerst in deinem Kopf. Stellen Sie sich Ihre beste Zukunft vor. Sie können erstaunliche Dinge in die Welt bringen. Dein Geist gibt dir den Raum, in dem du deine Ideen träumen, entwickeln und verfeinern kannst, die deine physische Welt formen. Deine Vorstellung geht der Sache voraus, die du willst. Selbstgemachte Hirnstimulation kann Sie intelligenter machen. Aber es ist nicht schlau.

1. Diät: Die Forschung zeigt, dass eine mediterrane Ernährung eine der besten für die Gesundheit des Gehirns ist. Dies beinhaltet essen vor allem Obst, Gemüse und Getreide, mit regelmäßigen Portionen Fisch, um Protein zu liefern. Es bedeutet auch, dass auf rotes Fleisch und Zucker zurückgegriffen wird, was bei den meisten westlichen Diäten üblich ist. In einer kürzlich von der Zeitschrift Neurology veröffentlichten Studie beurteilten Hunderte von älteren Erwachsenen eine Mittelmeerdiät in unterschiedlichem Ausmaß und ließen ihre Gehirnvolumina auch mittels MRI messen. Die Wissenschaftler wollten wissen, ob die Diät Degeneration reduziert, und es tat. Nicht nur die Erwachsenen, die der Diät strenger folgten, mit mehr Fischen und weniger rotem Fleisch, zeigten größere Gehirngrößen in Bezug auf die graue Substanz, sie behielten auch mehr weiße Substanz bei. Dies ist der Teil des Gehirns, der für die Konnektivität verantwortlich ist. Also, wenn Sie Ihr Gehirn für eine lange Zeit behalten wollen, ist einfach gut essen ein guter erster Schritt.

2. Übung: Jeder weiß, dass ein gesunder Körper einen gesunden Geist bedeutet, aber welche Art von Bewegung ist am besten? Es stellt sich heraus, dass fast jede Übung ihre Vorteile hat, aber die kardiovaskuläre Gesundheit ist besonders wichtig. Studien haben gezeigt, dass Aerobic-Übungen die schulischen Leistungen bei Kindern verbessern, das Arbeitsgedächtnis und die Aufmerksamkeit steigern und sogar die exekutive Funktion des Frontallappens stärken.

Wie viel Übung ist nötig? Nicht viel, scheint es. Laut SharpBrains, einer Bildungsfirma, die sich der Verfolgung der neurowissenschaftlichen Forschung zur Gehirnfitness verschrieben hat, können drei Sitzungen pro Woche ausreichen, solange jede mindestens eine halbe Stunde dauert. Die Übung muss nicht einmal anstrengend sein, aber es sollte mehr sein als nur laufen. Die Übung wird nicht nur Ihrem IQ zugute kommen, sondern auch das Risiko kognitiver Beeinträchtigungen im Alter reduzieren.

3. Gehirnreserve: Eine tiefe Gehirnreserve zu haben, ist ähnlich wie der Kauf eines leistungsstärkeren Computers, als Sie tatsächlich benötigen. Gehirne werden leistungsfähiger, indem sie aktiv bleiben, Kreuzworträtsel machen oder Fremdsprachen lernen oder Musikinstrumente spielen. Dies bildet eine Reserve, die später sehr wichtig sein kann.

Biohacking-Produkte, um den Verstand zu hacken

So sehr wir uns auch darüber einig sind, dass das Hinzufügen von Adaptogen zu Ihrem morgendlichen Smoothie Wunder bewirken kann, wissen wir von besseren und effektiveren Methoden, die Biohacking zur Realität werden lassen. Wir sprechen über spezifische Produkte, die Ihnen helfen, Achtsamkeit zu erreichen!

Hier ist eine Übersicht über einige der Top-Produkte, um Ihre Gedanken zu hacken und wie sie Ihnen helfen, Ihren Traum zu verwirklichen.

1. HeartMath emWave 2: Eines der beliebtesten Gadgets, das entwickelt wurde, um Ihren Geist und Ihren Körper zu verändern, ist der HeartMath emWave 2. Diese revolutionäre Technologie kann helfen, Ihren Herzrhythmus zu verbessern und sowohl psychologisch als auch physiologisch Harmonie herzustellen. Dies wird erreicht, indem Sie einfach eine Verbindung zu Ihrem PC herstellen, um detaillierte Informationen über Ihre biologischen Daten zu erhalten. Auf diese Weise können Sie das Problem leicht lokalisieren und wissen, wie Sie es bei Bedarf verbessern und ändern können. Der emWave ist außerdem mit einem Sensor ausgestattet, mit dem Sie Ihre psychische Gesundheit einfach messen und bessere Chancen haben, Ihre Emotionen zu verändern, Stress abzubauen und Ihre allgemeine Gesundheit zu verbessern.

2. Muse: Das Gehirn-Sensing Stirnband: Achtsamkeit zu erreichen ist nie einfach, aber wäre es nicht besser, wenn du einen Assistenten hättest, der dich jedes Mal, wenn dein Geist wandert, zurück zu deiner Meditation führt? Wenn Sie nach einer persönlichen Assistentin gesucht haben, die Ihnen hilft zu meditieren, dann ist das Muse Stirnband genau das Richtige für Sie. Zum ersten Mal ist es nun möglich, genaue Echtzeit-Rückmeldungen darüber zu erhalten, wie Ihr Gehirn auf Meditation reagiert.

Dieses Gerät kann Ihnen helfen, dank seiner beruhigenden Technologie, die beruhigende Wettergeräusche wiedergibt, motiviert zu bleiben. Mit jeder Sitzung können Sie eine effektive Routine aufbauen, die Ihnen hilft, sich zu entspannen und Stress mit genauer Sicherheit zu reduzieren.

3. Turmspitze Achtsamkeit und Aktivität Tracker: Der Zustand deines Geistes kann viele Teile deines Körpers beeinflussen, und deshalb zielen viele Biohacking-Geräte immer auf das Gehirn, um dir zu helfen, eine volle Körperkontrolle zu erreichen. Dieses Gerät erhöht den Fluss der Endorphine in Ihr Blut und ist mit der Fähigkeit ausgestattet, Ihre Atemmuster zu messen und zu verfolgen und Ihnen so schnell Ihren wahren Gemütszustand zu zeigen.

Der Turmspitze Achtsamkeits- und Aktivitäts-Tracker ist sowohl mit Android- als auch mit iOS-Smartphones kompatibel, sodass Sie von unterwegs aus die volle Kontrolle über Ihr Gehirn übernehmen können. Sie können es auch mit einer Reihe tragbarer Geräte kombinieren, um bessere Aufzeichnungen über Atemaktivitäten für ein ganzheitliches Gesundheitserlebnis zu erhalten.

4. Proteus: Für diejenigen, die es gewohnt sind, kognitiv anspruchsvolle Aufgaben auszuführen, kann das Gefühl mentaler Erschöpfung die Produktivität beeinträchtigen. Glücklicherweise kann das verbesserte Proteus Licht- und Klingen -Stimulationssystem Ihrem Geist helfen, sich zu entspannen. Mit seinem klassischen Sound-Stimulations-System und 2 LED-Licht-Farbkanälen, die sich gleichzeitig mischen, verändert dieses Gerät Ihren Gedankenfluss.

Mit Hilfe seiner Biofeedback-Kontrolle können Sie verfolgen, wann Ihr Geist gestresst ist und wann es ruhig ist, Ihnen zu helfen, Achtsamkeit zu verbessern und zu erreichen. So einfach ist das.

5. Kasina Geist Mediensystem: In der richtigen Stimmung zu sein ist nie einfach, besonders wenn man unter Druck oder Stress steht. Die gute Nachricht ist, dass Sie sich nicht durchkämpfen müssen.

Das Mindplace Kasina Geist Mediensystem ist ein einfaches Plug-and-Play-Gerät, das dazu beitragen kann, Ihren Geist zu verbessern oder Ihnen nur Informationen zu vermitteln, wie Sie Ihre Stimmung verändern können. Es verfügt über ein atemberaubendes audio-visuelles Erlebnis, ganz zu schweigen von einer Meditationshilfe, mit der Sie viel schneller als zuvor Ruhe erreichen können. Dieses Mind-Media-Gerät ist ein Plug-and-Play-System, das auch zur Therapie eingesetzt werden kann, um Ihnen zu helfen, unerwünschte Geisteszustände zu fokussieren und zu zerstören.

6. DAVID Delight Pro: Entspannte Aufmerksamkeit zu erreichen, kann gleichermaßen schwierig und leicht sein. Ja, du könntest Kaffee ausprobieren, aber das bietet dir vielleicht nicht die gewünschte Lösung, besonders wenn dein Körper nicht so gut mit Koffein auskommt. Der David Delight Pro könnte das sein, was Sie gesucht haben, um Ihre Stimmung und geistige Wachsamkeit zu verbessern.

Es ist mit Alpha-Sitzungen ausgestattet, die ideal für diejenigen mit einem überdurchschnittlichen IQ plus eine anregende Sitzung sind, die Sie ohne die Notwendigkeit von Koffein aufweckt. In der Tat, eine gute Anzahl von Menschen mit ADD verwenden es bereits, um einen entspannten und aufmerksamen Geist zu etablieren. David Delight Pro wurde von einem Hersteller mit über dreißig Jahren Erfahrung in der Branche entwickelt und bietet nicht nur eine bewährte Marke, sondern ist auch eine der besten Optionen für schnelle Ergebnisse.

7. Luminette 2: Manchmal ist der beste Weg, um Ihre Stimmung und geistige Wachheit am Morgen zu verbessern, eine Lichttherapie zu haben, aber wer möchte lange Sitzungen vor einer unbehaglichen Lichttherapie-Lampe machen? Holen Sie sich die tragbaren Lichttherapie-Brillen, die nicht nur brilliant sind, sondern auch leicht genug für jeden, der eine anstrengende Morgenroutine hat. Sein Beleuchtungssystem bietet eine ideale Belichtung, die perfekt für alle ist, die ihre Stimmung verbessern oder ihr Schlafmuster auf natürliche Weise regulieren möchten.

Sie müssen nicht länger für lange Sitzungen sitzen, nur um eine Lichttherapie in Gang zu setzen. Außerdem funktioniert es, indem es blaues angereichertes weißes Licht ausstrahlt, das in Ihr Auge eintritt, um eine positive Reaktion Ihres Körpers auf das Licht zu aktivieren. Auf diese Weise gelingt es Ihnen leicht, Ihr Gehirn zu hacken und somit Dopamin anstelle des Schlafhormons zu produzieren. Das ist eine großartige Möglichkeit, den ganzen Tag aktiv und energiegeladen zu bleiben.

8. ARINO Tens Einheit: Nach einem Tag nichts als harte Arbeit ist das erste, wonach Sie sich sehnen, eine Massage, die auf die abgenutzten Muskeln abzielt. Wie wäre es mit dem ARINO-Muskelsimulator, der die Vorteile der traditionellen chinesischen Medizin nutzt, um Ihrem Körper und Geist eine penetrative therapeutische Massage zu ermöglichen? Ja, das ist richtig, dieses Gerät nutzt Elektro-Muskelstimulation und ist ideal für die Bekämpfung von chronischen Schmerzen und die Verbesserung der Durchblutung. Und wenn Sie sich Sorgen um seine Sicherheitsmaßnahme machen, brauchen Sie sich keine Sorgen zu machen, da es von der FDA zugelassen ist und den CE- und RoHS-Vorschriften entspricht. Wie funktioniert es? Nun, es ist Massage-Therapie-Technologie wurde entwickelt, um gezielte Muskelgruppen dank 16 eingebaute Therapiemodi.

Es ist wissenschaftlich bewiesen, dass es die Produktion von Endorphinen (ein Stress reduzierendes Hormon) im Gehirn verbessert und somit sowohl Ihre Energie als auch Ihre Stimmung verbessert.

9. tDCS-Gerät: Sicherheit hat bei der Wahl eines Brain Hacker-Tools immer Priorität, und The BrainDriver (Hersteller von tDCS) versteht das sehr gut. Der tDCS ist einfach zu bedienen das Gerät, das behauptet, Ihr Gehirn in nur 20 Minuten anzutreiben. Dank seiner farbkodierten Elektrodendrähte, die sich auch angenehm auf dem Kopf befinden, ist es einfach zu bedienen. Mit bis zu vier wählbaren Levels und einem LED-Bildschirm für den sicheren Einsatz in der Nacht erweist sich dieses Gerät als perfekt für alle, die ihren Geist für mehr Produktivität hacken wollen. Zusätzlich zu der Tatsache, dass es tragbar ist, kommt es mit einer automatischen Abschaltfunktion, wenn es nicht benutzt wird und bietet Ihnen somit mehr Sicherheit.

10. Bellabeat Leaf Städtische Gesundheit Tracker: Für Frauen, die ihre reproduktive Gesundheit, ihren Schlaf sowie ihre psychische Gesundheit bio-hacken wollen, ist das Leaf perfekt. Es ist eine intelligente Kleidung, die Ihre Gesundheit verfolgt und diese Erkenntnisse an eine App auf Ihrem Handy weitergibt, um Sie daran zu erinnern, zu atmen, wenn Sie gestresst sind oder Ihnen zu sagen, dass Sie aktiv sind, um fit zu bleiben. Sie können es schnell als Halskette oder Armband anziehen, und es wird immer noch Ihre Mode ergänzen. Es funktioniert durch ein Zielorientierungsprogramm, das Stresslevel spüren und einige Atemübungen empfehlen kann, um Ihren Geist zu entspannen.

Unser Gehirn optimieren

Das Entfernen von Alkohol aus unserer Ernährung ist der Hacker Nummer eins, den wir alle heute tun können, um den Einfluss auf unseren mentalen Fokus zu reduzieren.

Der Schaden, den Alkohol unserem Gehirn zufügen kann, wird gemessen - durch Reaktionszeiten, Mustererkennungstests und Scans im Gehirn. Schlechte Diäten schädigen auch unser Gehirn. Wir können unser Gehirn mit Technologie aufrüsten, Gehirn-Scan-Technologie kann Ihnen helfen, ihr Gehirn zu ändern. Neurofeedback ist eine Technologie, bei der Gehirnwellen überwacht werden und Feedback an den Benutzer gegeben wird, um ihnen zu helfen, ihre Gehirnwellen zu verändern oder zu "formen".

Neurofeedback wird seit vielen Jahren bei ADD-Patienten eingesetzt. Ryan Munsey hat mit Neurofeedback-Geräten gearbeitet und darüber gesprochen, wie die Verwendung dieser Geräte die Art von Gewinnen, die in der Meditation zu sehen sind, massiv beschleunigen kann.

Zwar gibt es ein paar Heim-Neurofeedback-Geräte auf dem Markt - die Muse-Band zum Beispiel, und sie können mit Meditation helfen, aber sie sind begrenzt. Sie sind generische Produkte. Sie können kein individuelles Feedback für die größte Wirkung geben. Die professionellen Produkte von Experten werden benötigt, um den größtmöglichen Nutzen zu erzielen. Binaurale Beats ist eine Sound-Technologie, die den Menschen hilft, in "Flow" -Zustände zu kommen. Binaurale Beats sind Sounds, die in jedem Ohr mit unterschiedlichen Frequenzen gespielt werden und Reaktionen im Gehirn auslösen.

Binaurale Beats sind sehr zugänglich; Es gibt Apps und Spotify-Wiedergabelisten.

Saunen haben auch viele Vorteile, indem sie den Fokus auf die Verbesserung der Endorphine (Noradrenalin) freisetzen.

Wir können unsere Gehirne mit intelligenten „Drogen" (Nootropika) und Ergänzungen verbessern

Die grenzenlose Pille könnte hauptsächlich Fiktion sein, aber es gibt viele Nahrungsergänzungsmittel und Medikamente, die messbare Auswirkungen auf unser Gehirn haben. Es gibt viele verschiedene Arten von Intelligenz. Kreativität, Erinnerung, Reaktionszeiten. Und es gibt Drogen, die jeden beeinflussen können.

Hinweis - einige Medikamente können Nebenwirkungen haben oder können süchtig machen. Modafinil, die Smart Drug Studenten, nehmen Prüfungen ab, können süchtig machen und Nebenwirkungen haben. Allerdings - viele Ergänzungen sind natürlich und völlig sicher.

Natürliche Ergänzungsempfehlungen:
- Zitronenmelisse - steigert die Stimmung.
- Ginseng - für Gedächtnis und Willenskraft.
- Koffein + Grüntee-Extrakt - Wachheit.
- Nikotin - Ein halbes Nikotinpflaster wirkt hervorragend für die Schärfe.
- Lions Mähne Pilze - zu einem Pilz Kaffee gemacht. Tim Ferris ist ein großer Fan.
- CILTEP - hat Extrakte aus Kräutern und Pflanzen, einschließlich Artischocken.

Nootropika sind synthetische Verbindungen, die es seit 50 Jahren gibt. Sie sind gut studiert. Sie haben keine süchtig machenden Eigenschaften oder Nebenwirkungen. Viele Unternehmen produzieren Nahrungsergänzungsmittel mit Nootropika und natürlichen Verstärkern.

Kapitel 5: Wie Technologie die menschlichen Fähigkeiten verbessert hat und wie die Zukunft aussehen wird

In diesem Abschnitt werden wir uns mit den verschiedenen Möglichkeiten auseinandersetzen, mit denen manche Menschen versucht haben, Tech zu nutzen, um eine Behinderung auszugleichen oder ihnen "besondere Kräfte" zu geben. Vom Einführen von Magneten in die Fingerspitzen, so dass man die Auswirkungen von Magnetfeldern spüren kann, bis hin zum Anbringen von Geräten (am Schädel!), Die dem Benutzer helfen, Farbe zu erkennen, sind hier nur Beispiele für erstaunliche Biohack-Verbesserungen.

1. Neuronale Schnittstelle: Elektrodenanordnungen in Nerven implantieren. Die Elektroden können dann in seine Nerven eindringen und so funktionieren, als wäre es sein wahrer Arm. In einer Demo, in der Warwick in New York war, verband er sein Implantat über das Internet mit einem Roboterarm in Reading, Großbritannien, und es wurde berichtet, dass er "Feedback vom Roboterarm" gefühlt habe.

In einer zweiten Demo erhielt Warricks Frau eine einfachere Form des Implantats. Sie konnte dann senden und spüren, was Warwick über Signale übers Internet senden konnte. Es wurde zu einer Art sensorischer Synchronisation. Obwohl das Nervengewebe sich um das Implantat gewickelt haben soll, scheinen das Verfahren und die Chips keine negativen Auswirkungen auf Warwick oder seine Frau zu haben.

2. Eyeborgs: Ein Eyeborg ist ein Gerät, mit dem ein Benutzer Farben erkennen kann. Der Benutzer trägt den Eyeborg auf dem Kopf und es enthält einen Sensor, der die Farben davor erkennen kann. Das Gerät überträgt diese Farbe dann in Schallwellen, die durch Knochenleitung an das Ohr des Benutzers übertragen werden. Jede Farbe erzeugt eine spezielle Frequenz, mit der der Benutzer bestimmte Farben identifizieren kann. Der Eyeborg ist das Ergebnis von Adam Montandon (seinem Schöpfer) und Künstler Neil Harbisson, der mit Achromatopsie geboren wurde: er kann nur in Schwarz und Weiß sehen. Mit dem Eyeborg kann er nicht nur verschiedene Farben voneinander unterscheiden, sondern anhand der Frequenzen auch Farbtöne erkennen. Schließlich ließ Harbisson das Gerät dauerhaft an seinem Kopf befestigen.

3. Magnetische Fingerspitzen: Während Sie und ich wahrscheinlich zufrieden sind, nur fünf Sinne zu haben, gibt es Leute, die das einen Schritt weiter gehen und einen sechsten Sinn bekommen wollen. Dies hat jedoch weniger damit zu tun, das paranormale und mehr auf magnetische Felder zu erfassen. Indem Sie einen speziellen bio-beschichteten Magneten in Ihre Fingerspitze (n) einführen, können Sie Vibrationen fühlen, die durch Magnetfelder erzeugt werden, und sogar leichte Eisen- oder Metallobjekte, z. B. eine Büroklammer, auf Ihren "verbesserten Finger" durch Berühren anziehen.

Das Verfahren wird nicht von einem Arzt durchgeführt, sondern Sie können die Magnete online kaufen und dann in ein Tattoo- Studio gehen, um es in Ihre Finger zu bekommen (beachten Sie, dass es wegen der fehlenden Betäubung ein wenig Schmerzen gibt). Die Magnete sind auch nicht stark genug, um metallische Objekte herum zu bewegen oder Festplatten auszulöschen. Es wird jedoch ein kleines Problem verursachen, wenn Sie eine MRT-Untersuchung durchführen müssen.

4. RFID-Implantate: Sie haben vielleicht schon von RFID-Implantaten gehört. Sie kommen in Form von Chips, die spezifische Information über das Individuum tragen, in das sie eingebettet sind, z. RFID-Chips können in Haustiere eingebettet werden, um ihre Besitzer im Falle eines gestohlenen Haustiers oder eines Schurken zu identifizieren. Aber beim Menschen können Sie sogar RFID-Implantate verwenden, um Türen zu steuern, Licht auszulösen und die Umgebungstemperatur einzustellen, indem Sie sich in der Nähe eines Sensors aufhalten.

5. Der 3.i: The 3rdi war ein Kunst- / Performance-Projekt des irakisch-amerikanischen Künstlers Wafaa Bilal. Als Assistenzprofessor an der Tisch School of the Arts der NYU, befestigte er eine Titanplatte an seinem Hinterkopf, die ein Kamera-Setup hält, das ein Foto in Intervallen von einer Minute aufnimmt. Die Bilder werden dann auf eine Website hochgeladen, um von der Öffentlichkeit sowie von einem Museum in Doha, Katar, über Monitore angesehen zu werden.

Er hat keine Kontrolle über die Bilder, die von der Kameraeinstellung gemacht werden, aber für ihn ist das der Punkt der Aufführung - Fotos von dem Alltäglichen und "Was bleibt zurück" zu machen, um uns darauf aufmerksam zu machen, was in der Geschenk. Die Aufführung betont auch seine Überzeugung, dass diese Geräte eines Tages Teil des menschlichen Körpers sein werden.

Schließlich musste er einen Teil des Geräts entfernen, da sein Körper trotz der Verwendung von Antibiotika eines der Stücke zurückwies. Sie können mehr seiner extremen Projekte auf seiner persönlichen Seite sehen.

6. Augenklappe: Steve Mann gilt mit seiner Erfindung EyeTap als Vater des Wearable Computing. Das Gerät ähnelt einem Proto-Google Glass und wurde 1981 entwickelt. Es wird vor dem Auge des Benutzers getragen und dient als Kamera und ermöglicht es Ihnen, Informationen über die Bilder zu legen und Augmented Reality zu erzeugen. In Manns Fall entschied er sich dafür, das Gerät dauerhaft an seinem Schädel zu befestigen, da er es so gewohnt ist, es so zu tragen, dass er sich ohne das Gerät übel fühlt, unruhig, sogar nackt.

Es gibt mehrere mögliche Anwendungen für das EyeTap. Am offensichtlichsten ist das Heads-Up-Display, das zusätzlich zu den Augmented-Reality-Funktionen zur Verfügung gestellt werden kann. Mann selbst benutzt es als eine Art von Sousveillance (Aufzeichnung einer Aktivität durch den Teilnehmer), aber durch Erweiterung des Potentials des Geräts ist es möglich, dass das EyeTap Menschen mit Sehbehinderungen hilft.

Biohacking: Technologie Und Die Nächste Phase Der Menschlichen Entwicklung

Unsere eigene menschliche Evolution hat Mühe, mit der Technologie Schritt zu halten. Trotz der Tatsache, dass unsere eigene Evolution an Geschwindigkeit gewinnt, dauert es noch lange, bis sich ein neues genetisches "Merkmal" in der Gesellschaft ausbreitet. Die Technologie läuft voraus und lässt uns in evolutionärem Staub stecken. Biohacking kann die neue menschliche Evolution sein. Wir können Technologie verwenden, um uns mit klareren Aufwertungen zu verbessern, als unsere eigenen Körper und viel schneller auch liefern können.

Es gibt Möglichkeiten, wie Sie Ihre Biologie ganzheitlicher hacken können, indem Sie mithilfe von Technologie wichtige Teile Ihres Lebensstils wie Ernährung, Bewegung, Schlaf und Stress messen, verbessern und optimieren.

Quantifiziertes Selbst

In enger Beziehung zu Biohacking geht es bei quantifiziertem Selbst darum, Daten zu sammeln, die mit Ihnen und Ihrem Leben zusammenhängen - von vielen Kalorien, die Sie essen, bis zu Ihrem Fuß, Ihrem Blutzuckerspiegel bis hin zur Schlafdauer. Mit der tragbaren Technologie können wir viele verschiedene Aspekte unserer selbst erfassen und analysieren, was uns einen Einblick in unsere Gesundheit und unser Wohlbefinden gibt, uns zeigt, wann und wie wir bestimmte Fehler machen oder wo wir Verbesserungen vornehmen können.

Diese Art der Selbstbeobachtung hat offensichtliche Auswirkungen auf die Gesundheit und wird möglicherweise unser eigener virtueller Arzt; aber es kann auch dazu verwendet werden, die Produktivität zu steigern - indem Sie herausfinden, wann Sie am produktivsten sind, warum und wann Ihr Geist anfängt zu wandern, und uns ermöglicht, zu erkennen, wie wir unseren Tag so gut wie möglich gestalten können.

Es ist auch wahrscheinlich, dass diese Technologie unsere Wettbewerbsseite hervorbringen wird. Mit Gamificationtechniken werden die Leute ständig herausgefordert und können teilen, wie hart sie arbeiten oder wie weit sie in sozialen Netzwerken laufen können, was ihre Freunde und Kollegen ermutigen kann, ihr Spiel zu verbessern.

Das Sammeln von Daten über sich selbst ist nicht gerade neu, aber die Technologie macht es viel einfacher und vielseitiger, bis zu dem Punkt, an dem es mit sehr geringem Aufwand im Hintergrund durchgeführt werden kann. Wenn Sie damit arbeiten, können Sie glücklicher, gesünder und motivierter werden - und Sie werden sehen, warum.

Biohacking und quantifiziertes Selbst

Biohacking und quantifiziertes Selbst stehen als zwei der größten Entwicklungsbereiche in naher Zukunft, die die menschliche Evolution vorantreiben werden. Wir sehen bereits, wie der freie Zugang zu Informationen online Menschen befähigt, optimale Gesundheit und Wohlbefinden zu studieren, aber mit einer tragbaren Technologie wird die Wissenschaft vom optimalen Leben für jeden viel zugänglicher. An diesem Punkt in den frühen Stadien der Revolution der tragbaren Technologie sehen wir wirklich nur die Spitze des Eisbergs. Wir haben die Fähigkeit, Verbesserungen für uns selbst und für die Welt um uns herum zu machen, die der Natur und der Evolution fast trotzen. Wir können unser Leben selbst in die Hand nehmen, um zu entscheiden, was für uns am besten ist, auf eine Art und Weise, die bisher nur in Legenden und Geschichten ergründet wurde.

Biohacking-Fakten, die Sie kennen sollten

Hier sind vier Biohacking-Fakten, über die Sie Bescheid wissen sollten:

1.Schleifgeräte verwenden kein Anästhetikum

Mühlen haben noch keine breite Akzeptanz, aber viele von ihnen sind jetzt da draußen. Von einem Magneten in ihrem Finger, um Magnetfelder zu messen, über Thermometer bis hin zu Mikrochips, die als Schlüsselkarten dienen können, implantieren Schleifer alle Arten von Technologie in ihren Körper. Keines dieser Biohack-Implantate ist jedoch von der FDA zugelassen, so dass Ärzte das Verfahren nicht durchführen. Dies bedeutet keine Anästhesie, denn wer die Implantation durchführt, hat wahrscheinlich keine medizinische Lizenz. Stattdessen wenden sich Schleifer an Tätowierer oder machen es selbst, um die Arbeit zu erledigen. Wenn Sie ein echter Cyborg werden wollen, müssen Sie sich etwas Mühe geben, um dorthin zu gelangen.

2. Wissenschaftler können menschliches Gewebe aus Pflanzen herstellen

Das Pelling Laboratory for Biophysical Manipulation an der Universität von Ottawa hat es geschafft, aus einem geschnitzten Apfel ein menschliches Ohr zu erzeugen. Im Wesentlichen tötete und sterilisierte das Labor den Apfel, hinterließ eine Zellulosestruktur mit Lücken, in der sich die Apfelzellen befanden, und schnitzte sie dann in die Form eines menschlichen Ohrs. Sie führten dann menschliche Zellen in die Struktur ein, die sie vervielfältigten und füllten, wodurch ein Mensch-Apfel-Hybrid entstand. Diese Technologie befindet sich in der frühesten Phase, aber nach der weiteren Entwicklung könnte diese Technologie ein neues Mittel zum Züchten von neuem Gewebe für Transplantate und zum Ersetzen von beschädigtem Gewebe werden. Die Möglichkeiten von Pellings Technik werden tiefer, wenn man bedenkt, dass die günstigste Option für das wachsende Gewebe, das derzeit auf dem Markt ist, bei ungefähr $ 800 pro Kubikzentimeter liegt. Die Pelling-Apfeltechnik kostet dagegen weniger als 1 Cent für die gleiche Menge, was bedeutet, dass der Ersatz von Gewebe plötzlich eine praktikable und erschwingliche Option für die unteren Wirtschaftsklassen auf der ganzen Welt werden könnte.

3. Jeder kann zum Biohacker werden

Biohacking klingt kompliziert, und sicher, ein Ohr aus einem Apfel zu schaffen ist ziemlich schwierig, aber jeder kann ein Biohacker sein. Wenn du jemals versucht hast, Zucker oder Gluten aus deiner Ernährung zu schneiden, bist du ein Biohacker. Einen Herzschrittmacher, Kontakte oder Hörgeräte zu erhalten, bedeutet, dass Sie ein Biohacker sind. Während einige fragen, ob Biotechnologie für die Massen verfügbar sein sollte, ist es derzeit möglich, Ihren eigenen Labor- und Biohack-genetischen Code zu starten. Projekte wie das ODIN verbinden aufstrebende Wissenschaftler mit erschwinglichen Werkzeugen und allem, was sie brauchen, um ihr eigenes Labor in einer Garage zu eröffnen, und das ist völlig legal.

Es ist unglaublich schwierig, etwas Gefährliches zu schaffen, indem man verschiedene genetische Codes miteinander verbindet, daher ist die Sorge gering. Stattdessen experimentiert diese Gemeinschaft von DIY-Genetikern und Biologen, um Fortschritte voranzutreiben und hoffentlich eines Tages genug kleine Durchbrüche zu erreichen, um die Biohacking-Industrie als Ganzes zu verändern.

Vor- und Nachteile von Biohacking

Wenn Sie den Begriff Bio-Hacking nicht kennen, denken Sie vielleicht, dass es etwas mit Cyber-Spionage oder biologischer Kriegsführung zu tun hat. Zum Glück klingt der Begriff bedrohlicher als er ist. Im einfachsten Fall ist Bio-Hacking ein prozessorientierter Ansatz, um die Biochemie Ihres Körpers herauszufinden. Es basiert auf der Idee, dass alles, was wir tun, denken und in unseren Körper einbringen, den Körper auf sehr spezifische Weise beeinflusst.

Dieser Effekt kann positiv oder negativ sein. Wenn Sie also herausfinden können, wie Sie die guten Dinge verbessern und das Schlechte begrenzen können, können Sie ein personalisiertes System erstellen, das zu einem produktiveren und gesünderen Leben führen kann. Hacking Ihre Biochemie kann so einfach sein wie ein paar Do-it-yourself zu Labortests oder komplexer.
Es hat im Laufe der Jahre an Popularität zugenommen, und seine Vorteile werden von Gesundheitsexperten, Prominenten und Lifestyle-Gurus angepriesen. Wie bei jeder gesundheitlichen Entscheidung ist es wichtig, Ihre Optionen abzuwägen, bevor Sie sich entscheiden, zu begehen.

Dies sind einige der Vorteile, die mit Bio-Hacking verbunden sind:

Bio-Hacking räumt ein, dass es keinen einheitlichen Weg für das Wohlbefinden gibt. Dies bestätigt, dass jede Person eine einzigartige biologische Zusammensetzung und Körperchemie hat, und gesund zu sein bedeutet mehr als nur Kalorien zu zählen und Cardio zu machen. Es ermöglicht dem Menschen, verschiedene Optionen zu erkunden - wie intermittierendes Fasten, Eliminationsdiäten und - alles mit dem Zweck, die Reaktion Ihres Körpers auf dieses Essen zu bewerten. Dieser Ansatz kann sich besonders bei Personen mit Verdacht auf Allergien oder Nahrungsmittelsensitivitäten lohnen.

Für andere ist es vielleicht nicht mit Essen verbunden, sondern eher mit Gesundheitstechniken wie Rotlichttherapie oder Yogatherapie. Das Gute ist, dass Sie entscheiden, was sich am besten anfühlt und das beste Ergebnis erzielt.

Bio-Hacking ermöglicht es dem Einzelnen, mehr auf seinen Körper abzustimmen. Damit Bio-Hacking funktioniert, müssen Sie lernen, auf Ihren Körper "zu hören". Sie werden unweigerlich mehr über die Lebensmittel, die Sie essen, und ihre Wirkung auf Ihren Stoffwechsel erfahren. Der einfache Akt des Tragens eines Fit-Bits kann Sie mehr auf Ihre Herzfrequenz zu verschiedenen Tageszeiten aufmerksam machen und Sie darauf aufmerksam machen, wie eine stressige Situation Ihr Herz, Ihre Atmung und Ihren Stresslevel im Körper beeinflussen kann. Oder Ihren Schlafzyklus zu verfolgen, kann geistige Wachsamkeit und Ihre Stimmung erhöhen. Im Einklang mit Ihrem Körper können Sie erkennen, wenn sich die Dinge nicht richtig anfühlen, und Sie darauf aufmerksam machen, wenn eine Änderung erforderlich ist.

Bio-Hacking berücksichtigt die Gedanken-Körper-Verbindung. Bio-Hacking untersucht nicht nur die physischen Beiträge zu #Gute Gesundheit, sondern ermutigt Sie auch, sich der Verbindung zwischen Körper und Geist [VIDEO] und seiner Auswirkung auf Ihre Gesundheit bewusst zu werden. Es ist ein ganzheitlicher Blick auf Ihr Leben, indem Sie anerkennen, dass es nicht nur das ist, was wir tun, sondern dass, was wir denken, dass es unsere körperliche und geistige Gesundheit und unser Wohlbefinden beeinflusst.

Lassen Sie uns nun einige der Nachteile von Bio-Hacking untersuchen

Bio-Hacking könnte teuer sein, da es viel Versuch und Irrtum beinhalten kann, was sehr teuer sein kann. Für diejenigen, die sich für Labortests entscheiden, kann dies je nach Anzahl und Art der durchgeführten Tests ein kostspieliges Unterfangen sein. Selbst tragbare Tech-Gadgets sind eine Investition. Es gibt Raum für Fehler, wenn nicht ordnungsgemäß ausgeführt wird. Für diejenigen, die sich für die Mach es selbst-Route entscheiden, besteht immer das Risiko, dass unbekannte unbekannte medizinische oder psychische Erkrankungen verschlimmert werden. Diejenigen, die eine Eliminationsdiät versuchen, sollten darauf achten, dass sie einen essentiellen Nährstoff nicht zu lange eliminieren und auf ihren Körper hören müssen und nicht versuchen müssen, durchzustoßen, wenn ein Gefühl der Bedrängnis besteht. Es wird immer empfohlen, vorläufige Tests für eine Vielzahl von Erkrankungen wie Diabetes oder Bluthochdruck durchzuführen. Es kann ratsam sein, es in Verbindung mit einem Arzt, Ernährungsberater oder einem anderen zertifizierten Wellness-Profi zu tun. Bio-Hacking beinhaltet das Sammeln von Daten über sich selbst und wie sich Ihr Körper verhält. Möglicherweise gibt es eine Untergruppe von Personen, die möglicherweise davon besessen sind, Daten zu sammeln, und dies kann zu ungesundem Ernährungsverhalten führen.

<u>Es gibt keine Langzeitstudien zu den Auswirkungen von Bio-Hacking.</u> Bis heute gibt es keine Langzeitstudien über die Auswirkungen von Bio-Hacking auf die langfristige Gesundheit einer Person. Was sich als nützlich erweisen kann, kann auf lange Sicht schädliche Auswirkungen haben. Ein Grund könnte sein, dass Bio-Hacking eine immens persönliche Übung ist. Es wäre jedoch hilfreich, mehrere Fallstudien durchzuführen, um den langfristigen Nutzen oder die Auswirkungen der Praxis zu ermitteln.

Warum ist es wichtig?
Biohacking kann die Zukunft unseres Umgangs mit unseren Körpern verändern. Es ist eine wichtige neue Wissenschaft, die studiert werden muss und von der Öffentlichkeit aufmerksam verfolgt wird. In einem regulierten Umfeld kann Biohacking den Menschen eine neue Sichtweise auf ihre Biologie geben und hat enorme Fortschritte bei der Behandlung verschiedener Zustände, wie psychischer Gesundheit und Sucht, gemacht. Es ist jedoch nicht etwas, das auf die leichte Schulter genommen werden sollte, weil die Risiken real sind. Hier erfahren Sie, was Biohacking in naher Zukunft zu bieten hat!

Welche Biohacks lassen sich in der Zukunft sonst noch erwarten?

Dein Smartphone verbessert deinen Verstand, deine Brille verbessert deine Sicht und dein Herzschrittmacher (falls du einen hast) reguliert deinen Herzschlag. Unsere Umgebung ist zunehmend verkabelt, mit Sensoren gefüllt und digital verbunden - und wir auch! Dieser Trend wird sich nur fortsetzen.

Überall auf der Welt verfolgen Biohacker, Wissenschaftler, Unternehmer und Unternehmen eifrig neue und marktfähige Anwendungen für fortschrittliche Technologien. Viele von ihnen werden aktiv entwickelt, um Menschen zu helfen, unsere uralten transzendenten Sehnsüchte zu erfüllen - stärker, klüger, besser aussehend und widerstandsfähiger zu sein und neue Fähigkeiten zu kultivieren, die nach den Maßstäben der Vergangenheit wie Supermächte erscheinen.

Hier sind einige aufstrebende Geräte und Technologien, die Sie bald in Körper und Geist verbessern können.

1. Gehirn-Computer-Schnittstellen:
Menschen können Rollstühle, fortgeschrittene neuroprothetische Gliedmaßen und Drohnen bereits mit ihrem Verstand kontrollieren. Gehirn-Computer-Schnittstellen (BCI) wurden auch verwendet, um mit Patienten zu kommunizieren, die an der seltenen Erkrankung des Locked-in-Syndroms leiden. Bald könnten wir die ganze Zeit über Technologie wie diese verwenden, nicht nur um Behinderungen zu korrigieren, sondern um Kommunikation und sensorische Verbindung zu verbessern. Vielleicht könnten wir uns sogar telepathisch verbinden?

Im Jahr 2016 verstopfte Elon Musk die Idee einer "neuronalen Spitze", einem fortgeschrittenen BCI, in dem sich biologische Gehirne nahtlos mit nicht-biologischem Computing verbinden.
Die Leiter der NeuroTechnology Initiative der Stanford University glauben auch, dass "Gehirn-Maschine-Schnittstellen in den kommenden Jahren Medizin, Technologie und Gesellschaft verändern werden" und dass "zukünftige Geräte wahrscheinlich nicht nur die menschlichen Fähigkeiten wiederherstellen, sondern auch verstärken werden".

2. Intelligentere Drogen: Menschen lieben Drogen. Einige altertümliche Favoriten sind Alkohol, Koffein und Zucker. Aber wenn es sowohl um medizinische Behandlung als auch um Freizeit- oder leistungssteigernde Medikamente geht (denken Sie an Prozac für Depression und Angst oder an Koffein und Amphetamine für Aufmerksamkeit und Konzentration), sind die heutigen Drogen ziemlich verdammt primitiv. Warum? Weil sie eine Einheitslösung sind, die nicht gut auf den Einzelnen zugeschnitten werden kann. Vorteile sind auch sehr schwer von Nebenwirkungen zu entkoppeln.

Die gute Nachricht ist, dass wir bald eine neue Generation besserer, schlauer Drogen haben könnten. Künstliche Intelligenz und billige genomische Sequenzierung beschleunigen bereits den Prozess der Arzneimittelentdeckung und ermöglichen eine Steigerung der effektiven personalisierten Medizin. Es überrascht nicht, dass Pharmaunternehmen, Regierungen und Technologiekonzerne dieses medizinische Big-Data-Spiel mit Spannung aufnehmen.

Die Human Longevity Inc., die bis Anfang 2017 von dem bahnbrechenden Genetiker Craig Venter (vom Human Genome Project) betrieben wurde, ist auf dem richtigen Weg, um einen ehrgeizigen Plan für die Sequenzierung von 1 Million menschlichen Genomen bis 2020 abzuschließen. Das Unternehmen hofft, diese riesige Datenbank abbauen zu können von genetischen und phänotypischen (Lebens-) Daten und beschleunigt die Innovation von personalisierten Medikamenten und Behandlungsplänen schnell.

3. Intelligente Kontaktlinsen: Sowohl Sony als auch Samsung haben eine Smart-Kontakt -Lens-Technologie patentiert, die Videos durch Blinken aufnehmen kann. Die Augmented-Reality-Firma Magic Leap arbeitet außerdem an einer intelligenten Kontaktlinse, zusammen mit ihrem viel erwarteten neuen Augmented-Reality-Headset. Beide Produkte können computergenerierte Bilder in der realen Welt überlagern. Aber Augmented Reality Tech ist nicht nur zum Spaß. Eine weitere Anwendung von intelligenten Kontaktlinsen, die im X-Labor (früher Google X) entwickelt wurde, ist die Fähigkeit, Blutglukosespiegel in Tränen zu erkennen und Diabetiker zu warnen, wenn ihr Blutzucker zu niedrig ist. Wie könnte das dein Leben im nächsten Jahrzehnt verändern? Führende Transhumanisten und Tech-Gurus Peter Diamandis und Kevin Kelly sind der Meinung, dass diese Art von Innovationen in naher Zukunft das Ende von PCs, Smartphones und Bildschirmen, wie wir sie kennen, begrüßen wird. Bald könnten Sie mit dem Äquivalent Ihres Smartphones herumlaufen, während der Bildschirm sowohl überall als auch nirgends sein könnte. Klassische Miniaturisierung und Dematerialisierung in Aktion!

4.Erweiterte Augenfähigkeiten: Bionische Augen sind eine Sache! Sie werden derzeit zur Behandlung von hereditärer und altersbedingter Makuladegeneration (AMD) eingesetzt und beruhen auf einer Kamera, die an Brillengläsern angebracht ist, die Eingaben an Elektroden, die an der Netzhaut befestigt sind, zuführen. Diese Technik ist ein bemerkenswertes, wenn auch immer noch unvollkommenes Mittel, um eine Form der Blindheit umzukehren. Eine andere Art von intraokularen bionischen Linsen wird von der Ocumetics Technology Corp entwickelt und wird derzeit in klinischen Studien getestet. Ziel des Produktes ist es, unabhängig vom Alter des Patienten "klare Sicht in allen Entfernungen, ohne Brille oder Kontaktlinsen" wiederherzustellen. Im Idealfall könnte "dreimal besser als 20/20 Vision" erreicht werden und Laser-Augenchirurgie könnte schließlich obsolet werden.

Perfekte Sicht und keine Brille wäre für viele eine massive Verbesserung. Aber warum dort aufhören? Theoretischer Physiker Michio Kaku denkt, dass wir nach einer übermenschlichen Vision streben sollten, und behauptet, dass wir bereits gut unterwegs sind.

Teleskop-Kontaktlinsen wurden bereits entwickelt, die es dem Benutzer ermöglichen, mit einem Augenzwinkern ein- und auszuzoomen. Die Technologie wurde von der US-amerikanischen Verteidigung Fortgeschritten Forschung Projekte Agentur entwickelt und könnte bald an AMD-Betroffene vermarktet werden. Aber wie die Technologie verbessert und billiger wird, könnte es schließlich zur Norm werden, Teleskopvision zu haben, sowie andere Add-ons wie Nachtsicht.

5.   Echtzeit-Sprachübersetzung:
Sprachübersetzungsanwendungen in Echtzeit gibt es seit ein paar Jahren, obwohl sie ihren Anteil an Eigenarten und Unvollkommenheiten hatten. Die jüngsten Fortschritte beim maschinellen Lernen haben jedoch in letzter Zeit viel zur Verbesserung der maschinellen Übersetzung beigetragen - so sehr, dass wir jetzt an der Schwelle zu einer nahtlosen Übersetzung in Echtzeit stehen. Mit künstlicher Intelligenz, die auf diesem Gebiet ein völlig neues Maß an Präzision ermöglicht, ist eine Welle von Unternehmen auf dem Vormarsch, um noch bessere Produkte auf den Markt zu bringen, darunter Microsoft und Google. Das US-Startup Waverly Labs hat Crowdsourcing über 4 Millionen US-Dollar durchgeführt und 22.000 Prototyp-Ohrhörer verkauft, die in Echtzeit übertragen werden und Umgebungsgeräusche ausgleichen. Bei 299 Dollar pro Paar müssen Sie sich fragen, ob menschliche Übersetzer von hier aus viel Geld verdienen können.

6. Exoskelette: Der Terminator war "ein kybernetischer Organismus. Lebendes Gewebe über einem metallenen Endoskelett. "Aber das war 1984 und das Konzept war fiktiv. Springen Sie zu den 2020er Jahren und Sie könnten eine andere Art von Cyborg sein - eine, die ein Metall-Exoskelett über Ihrem biologischen Fleischsack trägt.

Warum würdest du? Wenn Sie im Militär sind, besonders im Kampf, kann ein Exoskelett Ihre Kraft und Ausdauer dramatisch verbessern und Ihnen erlauben, mehr Vorräte zu tragen, wenn Sie sich zu Fuß bewegen.

Wenn du nur ein normaler Mensch bist, dann ist das Tragen von Vorräten wahrscheinlich keine große Sorge. Aber Rückenschmerzen sind wahrscheinlich. Sicher, ein Exoskelett kann einem Büroangestellten nicht viel helfen, aber es könnte eine große Hilfe für Fabrikarbeiter und Arbeiter sein. In naher Zukunft, vor der bevorstehenden Roboter-Job-Apokalypse, könnten Exoskelette den Arbeitern helfen, die richtigen Muskeln beim Heben zu verwenden und es ihnen zu ermöglichen, mehr Gewicht sicher anzuheben.

Wenn Sie an Rückenmarksverletzungen leiden, kann Ihnen ein Exoskelett helfen, wieder zu gehen. Ältere Menschen mit Mobilitätsproblemen könnten ebenfalls von der Technologie profitieren.

RFID-Chips: Mikrochips sind nicht neu, aber routinemäßig werden sie in Menschen implantiert. Schon jetzt werden Biohacker enthusiastisch angeschnitten, viele von ihnen werden in Tätowierung -Studios in der DIY-Chirurgie behandelt. Mit kleinen Radio Frequency Identification (RFID) -Chips, die in ihre Hände oder Handgelenke implantiert sind, können diese Bürger-Cyborgs bereits viele langweilige Rituale aus ihrem täglichen Leben eliminieren, wie das Tragen einer Brieftasche oder Schlüsseln.

Der Chip kann verwendet werden, um Tap-and-go-Zahlungen zu leisten und kann programmiert werden, um eine Haus- oder Bürotür elektronisch zu öffnen. Sie müssen keine Schlüssel mehr zum Strand tragen, wenn Sie schwimmen gehen, und nicht mehr joggen, wenn sie in Ihrer Tasche klimpern. Ein australischer Biohacker, Meow-Ludo Meow Meow, glaubt auch, dass Chip-Implantate Karten für den öffentlichen Verkehr ersetzen könnten. Aber das sind nur die Grundlagen. Chipping könnte bald landesweit zur Identifikation und Sicherheit eingesetzt werden. Hacking und Identitätsdiebstahl wird sicherlich ein Problem sein, aber auf der positiven Seite gibt es keine Angst mehr, Ihren Reisepass zu verlieren, wenn Sie auf Reisen sind! Transhumanist Kandidat für Gouverneur von Kalifornien Zoltan Istvan hat einen Chip in seinem Handgelenk, um seine Haustür zu öffnen. Die Chips können auch am Arbeitsplatz verwendet werden. Ein schwedischer Bürokomplex Epicenter hat bereits eine freiwillige Identifikationsmöglichkeit für Mieter und ihre Mitarbeiter chippen lassen. Das belgische Digitalmarketing-Unternehmen NewFusion bietet seit 2017 auch Implantate für Mitarbeiter an.

Mit der Verbreitung von elektronischen Krankenakten könnten auch persönliche medizinische Daten auf implantierten RFID-Chips gespeichert werden. Wenn Sie in der Notaufnahme ankommen und eine Bluttransfusion benötigen, können Sie sofort nach Ihrer Blutgruppe gescannt werden.

Allergisch gegen bestimmte Medikamente? Die Notärzte wissen das ebenso, wie auch, wer eine medizinische Vollmacht hat, ob Sie Organspender sind oder nicht, und was Ihr Lebensende wünscht (zB wenn Sie eine DNR haben - "nicht reanimieren" - Bestellung).

Eine neue art von Babys: 2016 wurde das erste 3-elterliche Baby geboren. Der Kern von einem der Eier der Mutter wurde in ein Spenderei transplantiert, wobei der Kern entfernt wurde. Das Spenderei wurde dann mit dem Sperma des Vaters befruchtet, ein Prozess, der unternommen wurde, um eine tödliche Krankheit namens Leigh-Syndrom zu vermeiden, die in der mitochondrialen DNA der Mutter durchgeführt wird.

Dank der neuen Techniken wie CRISPR-Cas9 wird die Genbearbeitung zu einer präziseren Wissenschaft. es wird nicht lange dauern, bis sie in Massen eingesetzt werden, um die meisten Erbkrankheiten zu verhindern. Warum würfelst du den genetischen Würfel, wenn du aktiv eingreifen kannst, um sicherzustellen, dass dein Kind gesund ist? Vor allem, wenn Sie Ihr Genom sequenziert haben und wissen, dass Sie ein Träger von schädlichen Genen sind, wie die BRCA1- und BRCA2-Mutationen, die diejenigen mit den Mutationen zu Brust- und Eierstockkrebs stark prädisponieren.

Das pränatale Screening beeinflusst bereits den Anteil bestimmter genetischer Merkmale in der Bevölkerung - ein hoher Prozentsatz (zuletzt auf 67% geschätzt) von Föten, bei denen Down-Syndrom diagnostiziert wurde, wird abgebrochen. Während Statistiken wie diese zu weit verbreiteten ethischen Debatten geführt haben, weisen sie auch darauf hin, dass Menschen dazu neigen, Technologien zu nutzen, die ihnen mehr Auswahlmöglichkeiten hinsichtlich ihrer reproduktiven Ergebnisse bieten. IVF ist ein anderes offensichtliches Beispiel.

Das ultimative Potenzial der Gen-Editing-Technologie ist tiefgreifend und könnte Arten verändern. Es ist ungewiss, wie weit wir in den nächsten Jahren Fortschritte machen werden (oder sogar zulassen werden, dass die Technologie Fortschritte macht). Aber Sie werden im nächsten Jahrzehnt definitiv Bewegung in diesem Bereich sehen.

Obwohl die Realisierung vieler dieser Technologien wahrscheinlich über mehrere Jahrzehnte hinweg voll zum Tragen kommen wird, ist es realistisch, sich vorzustellen, dass sich diese Art von Innovationen schnell verbessern und in den nächsten zehn Jahren weiter getestet und angenommen werden. Sicher, Sie haben vielleicht in 10 Jahren keinen vibrierenden Penis, aber Sie werden bestimmt schon 2027 jemandem mit einem Chip-Implantat begegnet sein und es besteht eine sehr gute Chance, dass Sie selbst einen haben werden. Das Gleiche gilt für den Rest. Sehr aufregendes Zeug!

Abschließende Worte

Biohacking macht wirklich Spaß! Herauszufinden was Ihr Körper bevorzugt und wie er sich am besten fühlt, kann sogar süchtig machen, vor allem, wenn Sie mit gesundheitlichen Problemen zu kämpfen haben und endlich Antworten bekommen wollen. Aber es ist wichtig, daran zu denken, dass wir z.B. mehr sind als nur die Anzahl der Kalorien, die wir essen oder verbrennen.

Während nichts falsch daran ist zu versuchen durch Biohack in Bestform zu kommen. Mache ich mir Sorgen über das zwanghafte Verhalten bei dieser Art von Hardcore Biohacking. Es kann sehr schnell in ungesundes Gebiet führen oder eine Essstörung auslösen.

Stattdessen empfehle ich einen ganzheitlichen Ansatz für Ihr Biohacking. Schnappen Sie sich ein Tagebuch und notieren Sie sich, wie bestimmte Speisen Ihr wohlbefinden beeinflussen oder ob Sie zu bestimmten Mahlzeiten greifen, wenn Sie sich niedergeschlagen fühlen. Wenn Sie feststellen, dass Sie in einem bestimmten Zeitfenster zu einem Superstar bei der Arbeit werden, halten Sie sich an diesen Zeitplan. Es ist eine Reise, keine Wissenschaft!

Ich bedanke mich recht herzlich bei Ihnen für das Lesen meines Buches. Hoffentlich hat es Ihnen gefallen.

- Raphael Bergmann

Weitere Bücher von Raphael Bergmann

„Die Nahrungsergänzungsmittel Revolution"

Erhältlich auf Amazon.de

Notizen

Notizen

Notizen

Notizen

Notizen

Notizen

© / Copyright: 2019 Raphael Bergmann

Umschlaggestaltung, Illustration: fiverr.com/germancreative
Verlag: Independently published (Raphael Bergmann)
ISBN Paperback: 9781092154079

Über:

Ignatz Rajher
Parlweg 4A
30419, Hannover
E-Mail-Adresse: ignatzrajherpublishing@gmx.de

kann man auch Raphael Bergmann kontaktieren.

Das Werk, einschließlich seiner Teile, ist urheberrechtlich geschützt. Jede Verwertung ist ohne Zustimmung des Autors unzulässig. Dies gilt insbesondere für die elektronische oder sonstige Vervielfältigung, Übersetzung, Verbreitung und öffentliche Zugänglichmachung.

Printed in Poland
by Amazon Fulfillment
Poland Sp. z o.o., Wrocław